Petra Neumayer

Wundermittel
Zink

Stärkt die Abwehrkräfte

W0175191

Mosaik

I n h a l t

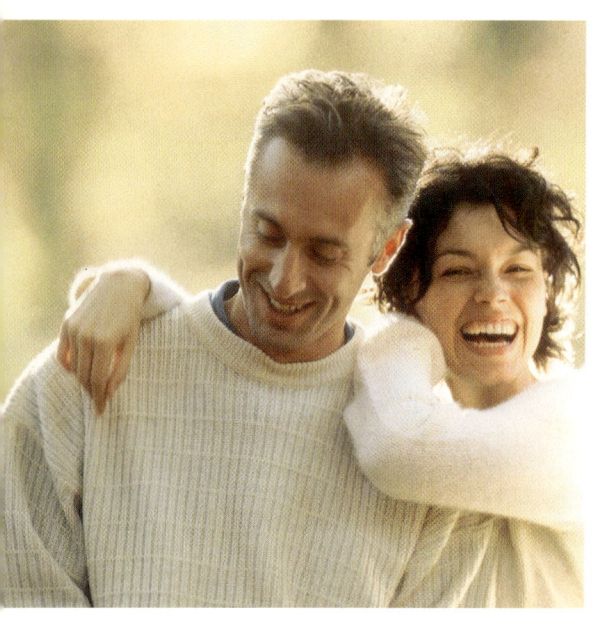

I n h a l t

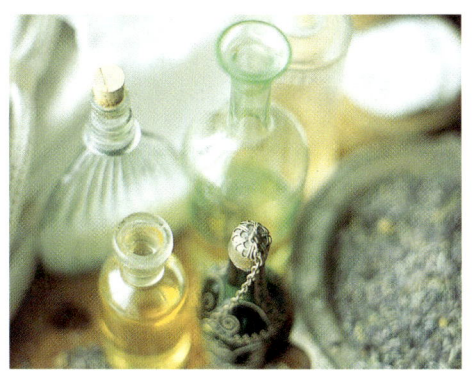

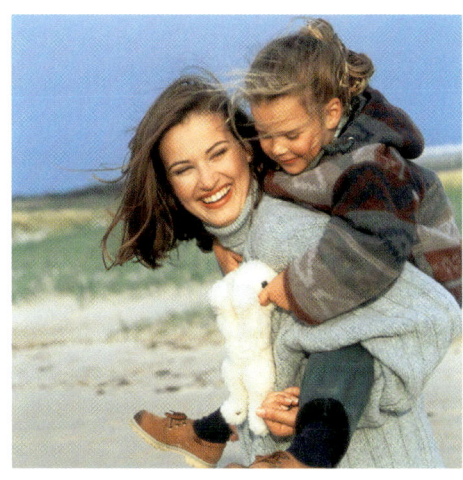

Vorwort

Lange Zeit galten die Spurenelemente und Vitamine, also die Vitalstoffe, die wir nur in winzigen Mengen – neben Eiweiß, Fett und Kohlenhydraten – über unsere Nahrung aufnehmen, als relativ nebensächlich. In den letzten Jahren traten diese aber immer mehr in den Mittelpunkt des medizinisch-wissenschaftlichen Interesses. Erst jetzt wird deutlich, daß gerade die früher eher vernachlässigten Spurenstoffe absolut unerläßlich für praktisch alle biochemischen Vorgänge in unseren 80 Billionen Körperzellen sind und damit als lebenswichtige Biostoffe zur Gesunderhaltung unseres Körpers beitragen.

Durch Zink werden viele Körperfunktionen überhaupt erst in Gang gebracht. Bei Krankheit unterstützt das Spurenelement den Heilungsprozeß

Eines dieser Spurenelemente ist das Metall Zink. Es beteiligt sich in über 200 Enzymen aktiv am Stoffwechselgeschehen, aktiviert das Immunsystem, fängt freie Radikale im Körper ab, ist für die Fruchtbarkeit von immenser Wichtigkeit und hat sogar für die Gehirnfunktion eine große Bedeutung. Darüber hinaus schenkt es uns eine reine Haut, schöne Haare sowie feste Fingernägel und wirkt sich sogar stimmungsaufhellend auf unseren Gemütszustand aus.

Kein Wunder also, daß das Multitalent Zink als neues Heilmittel der neunziger Jahre gefeiert wird und als rezeptfreies Nahrungsergänzungsmittel bereits die Regale von Apotheken, Drogerien und Reformhäusern erobert hat.

Zink kann nicht im Körper gespeichert werden und muß dennoch Tag für Tag jeder Körperzelle zur Verfügung stehen. Ausreichend Zink kann dem Körper also nur durch die Aufnahme von Nahrung oder in Form von Zinkpräparaten zugeführt werden.

Im folgenden geben wir Ihnen wertvolle Informationen zu diesem aufregenden Baustein des Lebens: Lesen Sie, wie Zink bei den vielfältigsten Körperfunktionen mitwirkt, welche Tagesdosis unser Organismus benötigt, und wie Sie Mangelzustände selbst erkennen können.

Einleitung

Die Welt der Mineralstoffe und Spurenelemente birgt wahre Wunder. Je tiefer der Mensch durch immer empfindlichere und genauere technische Hilfsmittel in den Mikrokosmos der Lebensvorgänge hineinzublicken vermag, um so mehr sollte seine Ehrfurcht vor dem Geheimnis des Lebens wachsen. Rund 80 Billionen (eine Acht mit 13 Nullen, oder 80 Millionen Millionen) Zellen befinden sich im Organismus eines einzelnen Menschen. Jede dieser Körperzellen ist auf irgendeine Weise mit anderen Zellen vernetzt, hat ihre spezielle Aufgabe zu erfüllen und muß daher mit Nährstoffen versorgt und von Schlacken befreit werden.
Die Muskelzellen, die die Fähigkeit besitzen, sich zusammenzuziehen, sind beispielsweise nur dazu da, den Körper zu bewegen und zu stützen. Und die Herzmuskelzellen sind absolute Hochleistungssportler: Unermüdlich schicken sie Tag und Nacht rund vier Liter Blut pro Minute auf die Reise durch das Gefäßsystem. Das Herz trainierter Menschen bringt es bei Bedarf sogar auf eine Pumpleistung von bis zu 30 Litern Blut in der Minute! Leberzellen sind jede für sich kleine, aber hochwirksame Chemielaboratorien: In ihnen werden Eiweißbausteine, Kohlenhydrate und Fettkörperchen zerlegt, neu gebildet und umstrukturiert. Stoffwechselschlacken müssen entgiftet und abgebaut werden, Enzyme werden gebildet, aktiviert oder deaktiviert, Vitamine und Spurenelemente gespeichert oder dem Stoffwechsel zugänglich gemacht. Ein bestimmter Zellentyp im Magen hat sich darauf spezialisiert, Salzsäure von so hoher Konzentration zu bilden, daß Nahrungsmittel zersetzt und verdaut werden können. Wiederum andere Zellen schützen den Magen vor seiner eigenen Säure.
Noch unfaßbarer und erstaunlicher sind die Leistungen lebendiger Zellzusammenschlüsse, wie sie unser Zentralnervensystem darstellt. Obwohl unser Gehirn nur rund zwei Prozent des Körpergewichts aus-

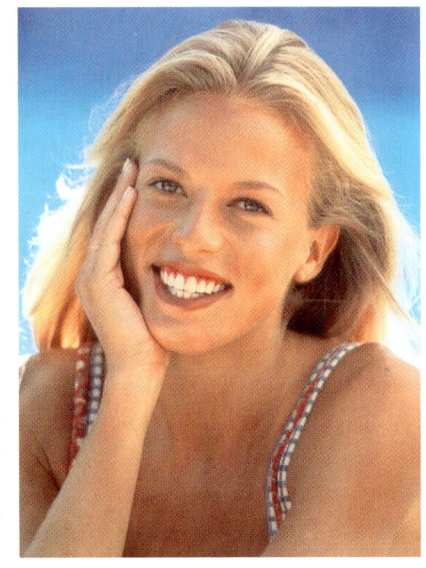

Ein gesunder Körper benötigt für seine biochemischen Vorgänge Spurenelemente wie Kupfer, Mangan, Selen, Fluor, Jod und Zink

macht, verbraucht es doch 20 Prozent unseres gesamten Energieumsatzes. Abermillionen Nervenzellen haben sich zu undurchschaubaren Netzen verknüpft, und in jeder Sekunde durchblitzen Milliarden von Nervenimpulsen unsere Gedanken- und Gefühlszentrale. Das Gehirn ist die Schaltstelle aller bewußten und unbewußten Lebensvorgänge. Sämtliche Informationen, die unsere Sinneszellen aufnehmen, werden hier gesammelt und zu einem Bild zusammengesetzt. Empfindungen wie Angst, Flucht, Geborgenheit, Zuneigung, Hunger, Wärme und Kälte nehmen hier ihren Ausgangspunkt und führen zu Reaktionen und hochkomplizierten Steuerungsvorgängen, ohne die ein aktives Überleben gar nicht möglich wäre. Über rein körperbezogene und instinktive Verhaltensweisen hinaus ermöglicht uns das Gehirn kognitive Leistungen wie Lernen, den Gebrauch von Werkzeugen oder das Schaffen von Kunstwerken.

Alleine mit einer oberflächlichen Beschreibung der Funktionen unserer unterschiedlichen Körperzellen könnte man ohne Probleme dicke Bücher füllen. Seit Menschengedenken versuchen wir, die Geheimnisse des Lebens zu entschlüsseln. Dabei mußten die Wissenschaftler erkennen, daß die Bausteine unseres Körpers wie die Eiweißstoffe, Fette und Kohlenhydrate unbelebt wären ohne die Wirkungen und Regelfunktionen der Mineralstoffe, Vitamine und Spurenelemente. Die in großer Zahl vertretenen Mineralien Kalzium, Phosphor, Eisen, Magnesium, Natrium, Kalium, Chlor und Schwefel machen nur rund vier Prozent unseres Körpergewichts aus. Die wegen ihrer geringen Konzentration als Spurenelemente bezeichneten Mineralien wie beispielsweise Kupfer, Mangan, Selen, Fluor, Jod oder Zink bilden einen noch wesentlich geringeren Anteil in unserem Organismus. Und dennoch funktionieren ohne sie praktisch keine biochemischen Abläufe.

Kapitel 1

Zink – ein lebenswichtiges Mineral

Die Aufgabe von Mineralstoffen im Körper

Zink gehört zur großen Gruppe der Mineralstoffe. Dies sind chemische Elemente, die überall in der Erdkruste und in lebenden Organismen in unterschiedlicher Konzentration vorkommen. Sie sind in der Regel in vielen verschiedenen Verbindungen zu finden, deren einzelne Bestandteile sich aber immer chemisch und physikalisch eindeutig identifizieren lassen. So ist zum Beispiel das Kochsalz die chemische Verbindung aus den Mineralstoffen Natrium und Chlor. Die Mineralstoffe sind wichtige Bausteine der Körperzellen und für das Funktionieren zahlreicher Stoffwechselvorgänge in unserem Körper zuständig: Sie verbinden sich mit Enzymen, Vitaminen, Eiweißstoffen oder Fettsäuren und sorgen für die notwendigen Voraussetzungen im Organismus, so daß lebenswichtige Vorgänge überhaupt erst in Gang kommen können. Sie verstärken oder schwächen chemische Reaktionen und regulieren dadurch unseren Stoffwechsel.

Eine Körperzelle kann beispielsweise nur mit dem Mineralstoff Kalium die energiereichen Phosphatverbindungen herstellen, ohne die eine Zellfunktion überhaupt nicht möglich wäre. Ein massiver Kaliummangel würde sich also in enormer Muskelschwäche bis hin zu Lähmungserscheinungen äußern. Das Herz würde unrhythmisch zu schlagen beginnen, und die Darmfunktion könnte bis hin zum lebensbedrohlichen Darmverschluß abnehmen. Bei einem Fehlen oder einer schlechten Verwertung von Kalzium entkalken die Knochen und können schon bei leichter Beanspruchung brechen. Und so beruht auch die Verformung der Wirbelsäule bei der Osteoporose auf einer Störung des Kalziumstoffwechsels.

Für die Muskelkraft von größter Bedeutung ist aber auch das Magnesium: Ein Magnesiummangel führt beispielsweise zu Krämpfen in den

Ein Mineralstoffmangel kann große Auswirkungen auf Ihre Gesundheit und Ihr Wohlbefinden haben

Waden und zu einem unregelmäßigen Herzschlag. Desweiteren haben die Wissenschaftler deutliche Hinweise dafür gefunden, daß ein Fehlen von Magnesium die Empfindlichkeit des Menschen gegenüber Lärm und Streß erhöht. Es kann außerdem zu Müdigkeit, diffusen Bauchschmerzen, Schlaflosigkeit oder Konzentrationsschwäche führen.

Eisen ist unter anderem ein wichtiger Bestandteil des roten Blutfarbstoffs Hämoglobin. Ohne dieses Mineral kann der lebenswichtige Sauerstoff nicht über das Blut zu den Organen und Muskeln transportiert werden. Anzeichen eines ausgeprägten Eisenmangels sind Müdigkeit, Abgeschlagenheit, Kopfschmerzen, Schwindel und Atemnot.

Spurenelemente sind auch Mineralstoffe

Der Begriff Spurenelement stammt aus einer Zeit, in der die chemischen und physikalischen Nachweismethoden für Mineralstoffe noch in den Kinderschuhen steckten und manche Stoffe deshalb nur in Spuren nachgewiesen werden konnten. Im Grunde sind Spurenelemente aber nichts anderes als Mineralstoffe, die sich in geringem Maße im Körper befinden und oft nur in winzigen Mengen für den Stoffwechsel benötigt werden. Untersuchungen, die auf modernen Analysemethoden beruhen, ergaben, daß Spurenelemente etwa 0,01 Prozent des menschlichen Körpergewichts ausmachen. Was bedeutet, daß die Spurenelemente zum Beispiel bei einem 80 Kilogramm schweren Menschen nur etwa acht Gramm betragen. Dennoch könnten ohne diese lebenswichtige Stoffwechselvorgänge überhaupt nicht ablaufen. Eine zu geringe Aufnahme von essentiellen Spurenelementen oder eine krankheitsbedingte Störung ihrer Verwertung würde zu einer ernsthaften Beeinträchtigung der Gesundheit führen.

Das Eisen gehört mit einem durchschnittlichen Körperbestand von 3,5 bis 4,5 Gramm mengenmäßig eigentlich schon zu den Mineralstoffen, dennoch wird es aufgrund übernommener Definitionen noch zu den Spurenelementen gerechnet. Auch Zink ist mit 1,4 bis 2,3 Gramm Anteil am Körpergewicht eines der am höchsten konzentrierten Spurenelemente im menschlichen Organismus.

Essentielle Spurenelemente

Zu den essentiellen, also lebenswichtigen Spurenelementen gehören nach heutigen Erkenntnissen Chrom, Mangan, Eisen, Zink, Kupfer,

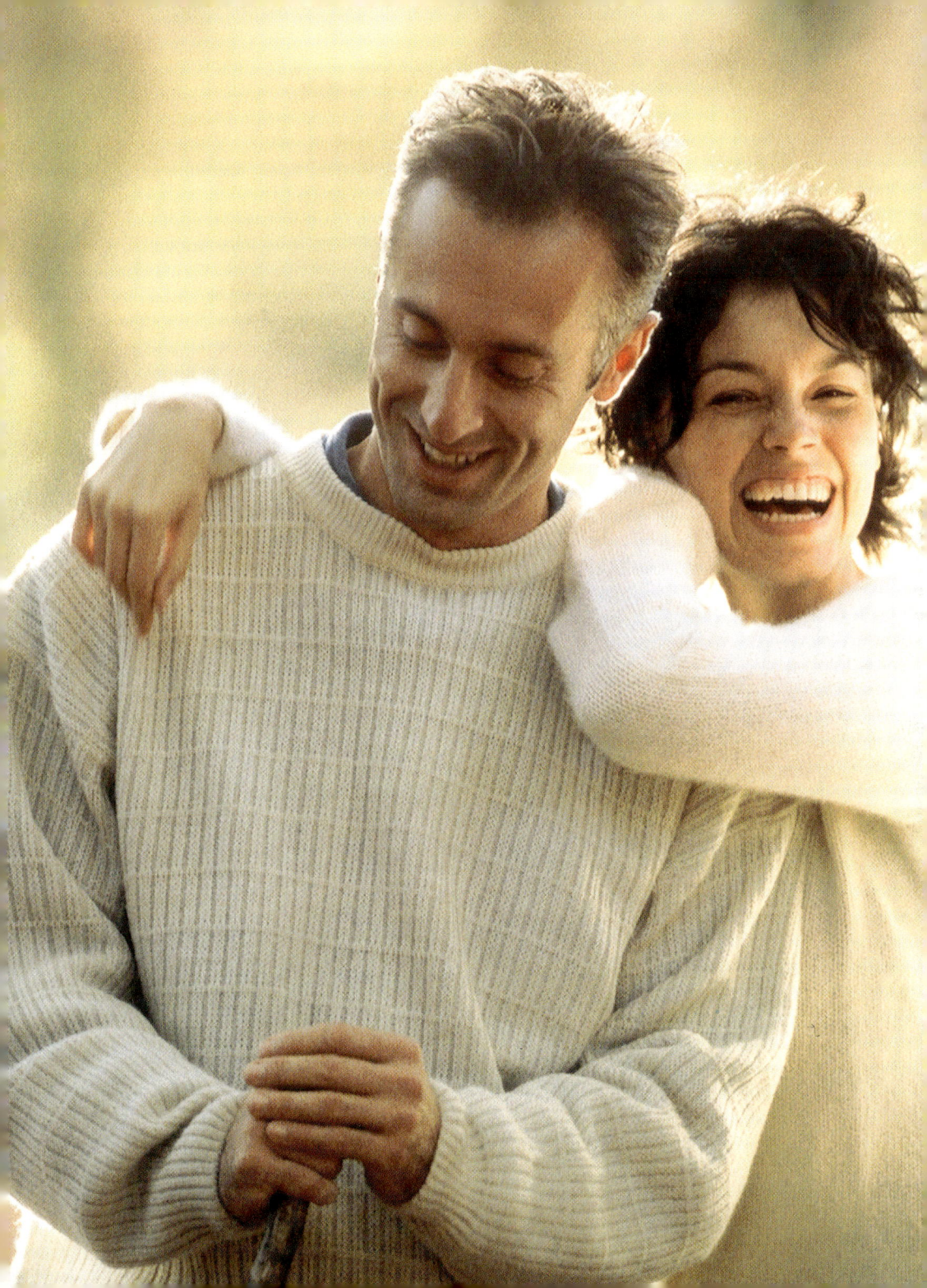

Zink – ein lebenswichtiges Mineral

Kobalt, Molybdän, Selen, Fluor und Jod. Die Bedeutung der Elemente Lithium, Nickel, Vanadium, Strontium, Arsen, Silizium und Blei für den menschlichen Organismus ist noch nicht völlig geklärt. Es gibt aber Hinweise darauf, daß diese Stoffe, teilweise in unvorstellbar winzigen Mengen, ebenfalls unverzichtbar sind und wahrscheinlich bald in die Gruppe der essentiellen Spurenelemente aufgenommen werden. Bei giftigen Stoffen wie Arsen und Blei denkt man normalerweise natürlich sofort an einen Schadstoff, weniger an ein nützliches Spurenelement. Hier bewahrheitet sich aber die Erkenntnis, daß erst die Dosis einen Stoff zum Gift macht. Denn in winzigsten Mengen kann er dem Menschen sogar nützlich sein.

Zink ist ein biochemischer Katalysator: Manchmal reicht schon seine Anwesenheit aus, um eine Aktivität in der Zelle auszulösen

Spurenelemente sind aufgrund ihrer geringen Konzentration weniger als Baustoffe des Körpers von Bedeutung, vielmehr übernehmen sie eine lebenswichtige Funktion als Bestandteile von Hormonen und Enzymen. Letztere steuern in unserem hochkomplizierten Stoffwechsel alle biochemischen Prozesse und kommen – wie die Spurenelemente auch – nur in relativ geringen Konzentrationen im Körper vor. Dennoch haben sie enorme Auswirkungen auf das Leben: Zeugung, Geburt und Heranwachsen eines Menschen wären ohne die steuernden Einflüsse der Hormone nicht möglich. Spurenelemente sind aber auch für zahlreiche chemische Reaktionen notwendig. Manchmal genügt schon ihre bloße Gegenwart in einer Zelle, um einen Vorgang auszulösen. Man bezeichnet sie dann als biochemische Katalysatoren.

Da mit der täglichen Nahrung nur kleine Mengen an Spurenelementen aufgenommen werden müssen, um den Tagesbedarf zu decken, sollte es bei einer ausgewogenen Ernährung eigentlich keine Mangelerscheinungen geben. Dennoch führt die auf schnelles Pflanzenwachstum getrimmte moderne Landwirtschaft, die Überdüngung der Böden und die zunehmende industrielle Aufbereitung von Lebensmitteln zu einer spurenelementarmen Nahrung. Änderungen der Ernährungs- und Lebensgewohnheiten in unserer modernen Industriegesellschaft sowie ständige berufliche oder sportliche Höchstleistungen bedingen eine

Durch veränderte Lebens- und Ernährungsgewohnheiten kann mit der Zeit ein Zinkmangel auftreten

schlechtere Versorgung mit Mineralien und Spurenelementen – bei gleichzeitig gestiegenem Bedarf. Die meisten Wissenschaftler sind sich einig, daß die beängstigende Zunahme chronischer Krankheitsbilder mit der modernen Lebensweise in engem Zusammenhang steht. Die Deutsche Gesellschaft für Ernährung (DGE) hat festgestellt, daß die

Empfohlene tägliche Zufuhr wichtiger Mineralien und Spurenelemente	
Mineral	Täglicher Bedarf eines Erwachsenen
Chrom	50 – 200 µg
Eisen	10 – 30 mg
Fluor	1– 3 mg
Jod	0,1– 0,3 mg
Kalium	2 – 3 g
Kalzium	0,8 –1,2 g
Kochsalz (Natriumchlorid)	1,5 – 5,0 g
Kupfer	1,5 – 3 mg
Magnesium	0,3 – 0,7 g
Mangan	2 – 5 mg
Molybdän	75 – 250 µg
Phosphor	0,9 –1,3 g
Selen	20 –100 µg
Zink	12 – 30 mg
g = Gramm mg = Milligramm (ein tausendstel Gramm) µg = Mikrogramm (ein millionstel Gramm)	

empfohlene Zufuhr von einigen Mineralstoffen und Spurenelementen nicht eingehalten wird. Auch Zink gehört zu den Spurenelementen, die dem Organismus oft in nicht ausreichend hoher Konzentration zur Verfügung stehen.

Zink – das wichtigste unter den Spurenelementen

Für die Chemiker ist Zink ein unedles Metall, das im Periodensystem der chemischen Elemente die Ordnungszahl 30 trägt und den festen Stoffen zugerechnet wird. Zink ist bläulichweiß und glänzt an polierten Oberflächen stark metallisch. Unedel bedeutet, daß Zink mit anderen Stoffen viel leichter chemische Verbindungen eingeht und deren Eigenschaften verändert als beispielsweise die Edelmetalle Gold oder Platin. Das machten sich die Assyrer schon vor 5000 Jahren zu-

Zink – ein lebenswichtiges Mineral

Jede unserer 80 Millionen Körperzellen enthält das wertvolle Spurenelement Zink

nutze, indem sie aus Kupfer und Zink die Legierung Messing herstellten, die sich gut verarbeiten ließ und für damalige Verhältnisse sehr widerstandsfähig war. Auch heute ist Zink immer noch ein wichtiger Rohstoff für die Industrie.

Und in der Medizin steigt das Interesse an Zink, das als Spurenelement in jeder unserer 80 Billionen Körperzellen zu finden ist, stetig an. Zink ist Bestandteil des Zellgerüsts jeder Körperzelle und gibt diesen Stabilität und Festigkeit. Besonders hohe Zinkkonzentrationen findet man in Muskulatur, Knochen, Leber, Haut, Augen und den Keimdrüsen. Sperma enthält etwa 100mal soviel Zink wie das Blutserum und ist damit die zinkreichste Körperflüssigkeit überhaupt. Dies gibt uns schon einen wichtigen Hinweis darauf, daß Zink für die Produktion von fortpflanzungsfähigen, kräftigen Samenzellen und somit für die Fruchbarkeit des Mannes von großer Bedeutung ist. Das männliche Geschlechtshormon Testosteron kann nur dann seine Wirkung entfalten, wenn ausreichend Zink zur Verfügung steht. Über diesen Weg hat Zink also auch Einfluß auf die Entwicklung der männlichen Geschlechtsorgane und das sexuelle Erleben des Mannes, denn ohne Zink fehlt die Lust zur Liebe. Auch das Hormon Insulin benötigt Zink, um dafür sorgen zu können, daß jede Körperzelle mit Blutzucker und somit mit neuer Energie versorgt wird. Bei Zinkmangel wird zu wenig Insulin gebildet – und dieses kann auch nicht im Körper gespeichert werden: Folglich steigt der Blutzuckerspiegel an, und es kann im Extremfall zur Zuckerkrankheit kommen.

Ohne Zink sind wir nicht lebensfähig. Der Hauptgrund ist, daß Zink in der Natur Bestandteil von insgesamt über 200 verschiedenen Enzymen ist. Zwischen 70 und 100 von diesen Enzymen spielen im menschlichen Stoffwechsel eine sehr bedeutende Rolle: Sie sind zuständig für den Auf- und Abbau von Eiweißmolekülen, lebenswichtigen essentiellen Fettsäuren, energiegeladenen Kohlenhydraten, Blutkörperchen und Botenstoffen für das Nervensystem. Fehlen diese Enzyme, kommt es zu massiven Störungen im Zucker- und Fettstoffwechsel, auch Alkohol kann nicht mehr abgebaut werden. Zwergenwuchs, Unfruchtbarkeit, schwere Lebererkrankungen, Blutkrankheiten, Diabetes, massive Darmstörungen und vielfache weitere Mangelerscheinungen können schon dann auftreten, wenn nur einige wenige zinkabhängige Enzyme eingeschränkt funktionieren.

Zink – das wichtigste unter den Spurenelementen

Zinkgehalt verschiedener Körperstrukturen		
Gewebe	Zinkgehalt (in mg)	Anteil am Gesamtkörpergehalt (in Prozent)
Gehirn, Zentral-nervensystem	40	1,6
Haut und Haare	210	8
Knochen	500 – 800	20 – 30
Leber	100 – 150	4 – 6
Milz	3	0,1
Nieren	20	0,8
Skelettmuskulatur	1500	60
Verdauungstrakt	30	2

Von entscheidender Bedeutung ist das Zink auch für unsere Sehkraft. Ohne Zink kann ein für den Vitamin-A-Stoffwechsel notwendiges Enzym nicht arbeiten, und wir erblinden. Das Auge nachtaktiver Tiere, die auch im Dunklen ihre Beute noch sehen können, enthält übrigens knapp 20mal soviel Zink wie das des Menschen. Zinkmangel kann beim Menschen zur Nachtblindheit führen. Andere Sinneswahrnehmungen – wie etwa der Geruchs- und der Geschmackssinn – sind ebenfalls direkt von einer guten Zinkversorgung abhängig.

Ein weiterer Bereich, in dem Zink eine große Rolle spielt, ist die Zellteilung. Das Spurenelement kontrolliert alle Vorgänge, die mit dem Wachstum von Zellen und Gewebe zusammenhängen. Deshalb ist eine ausreichende Zinkversorgung vor allem während der Schwangerschaft und Stillzeit für das heranwachsende Kind und den älteren Menschen wichtig. Denn im Alter verlangsamt sich der Zellstoffwechsel und braucht Unterstützung. Aber auch der aktiv im Berufs- und Familienleben stehende Mensch in den besten Jahren benötigt ausreichend Zink. Zink unterstützt alle Reparaturprozesse im Zellstoffwechsel und ist ähnlich wie Beta-Carotin, Vitamin C und Vitamin E ein Radikalenfänger. Freie Radikale entstehen bei vielen Stoffwechselvorgängen und durch schädigende Umwelteinflüsse. Sie beeinträchtigen den Organismus besonders stark, wenn er ohnehin durch Streß oder Krankheit geschwächt ist. Radikalenfänger wie Zink

Für Wachstum und Zellteilung ist das Spurenelement Zink unentbehrlich

Zink – ein lebenswichtiges Mineral

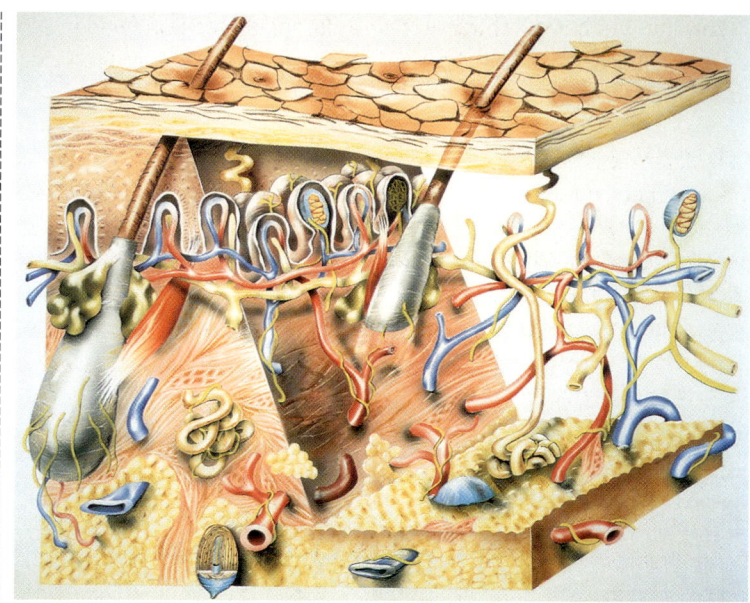

Die Haut ist das größte Körperorgan. Nur durch eine ausreichende Zufuhr von Zink ist ihre ständige Regeneration sichergestellt

hindern diese aggressiven chemischen Verbindungen daran, Zellen zu schädigen.

Baumeister Zink

Große Mengen Zink benötigt unser Körper ebenfalls, um die Haut und alle Schleimhäute gesund zu erhalten. Die Haut schützt uns tagein und tagaus vor feindlichen Erregern, gibt dem Gewebe Form und Stabilität und wird ständig von innen, vom Unterhautgewebe her, erneuert. Genauso wie für eine gesunde und straffe Haut ist Zink ebenso für feste Finger- und Zehennägel sowie für schöne, glänzende Haare verantwortlich. Auch die Schleimhäute benötigen Zink, um gesund zu bleiben und ihre Funktion ausüben zu können. Sie kleiden den gesamten Verdauungstrakt vom Mund über die Speiseröhre, den Magen und den Dünndarm bis hin zum Enddarm aus. Ohne eine intakte Schleimhaut könnten wir keine Nährstoffe aufnehmen und wären Reizstoffen und Krankheitserregern, die in den Verdauungstrakt eindringen, schutzlos ausgeliefert. Nahrungsmittelallergien treten bei gesunder, funktionstüchtiger Darmschleimhaut bei weitem nicht so

Zink – das wichtigste unter den Spurenelementen

häufig auf wie bei geschwächter und durchlässiger Darmwand. Genauso wichtig ist Zink für die Schleimhäute in den Atemwegen, der Lunge und den harnleitenden Organen.

Zink stärkt die Abwehrkräfte

In klinischen Untersuchungen konnte zweifelsfrei nachgewiesen werden, daß Zinkmangel das Immunsystem, also die Schutzpolizei des Körpers gegen eindringende Krankheitserreger und allergieauslösende Stoffe, erheblich schwächt. Zink ist direkt für die Bildung der Abwehrzellen mitverantwortlich, und die Botenstoffe, die die Arbeitsweise des Immunsystems steuern, sind ebenfalls zinkabhängig. Zink kann deshalb auch bei Krankheiten, die auf einer überschießenden Reaktion des Immunsystems beruhen, wirken. Deshalb hilft Zink auch bei Allergien oder rheumatoider Arthritis.

Zink gilt als ein wichtiger, regulierender Faktor für unser gesamtes Immunsystem

Abgespannt und müde ohne Zink

Es ist leicht vorstellbar, daß der Mangel an Zink schon allein deshalb auf die Stimmung drückt, weil so viele wichtige Körperfunktionen bei einer Mangelversorgung in Mitleidenschaft gezogen werden. Zink hat aber auch unmittelbaren Einfluß auf die Psyche des Menschen. So ist Zink zum Beispiel an der Bildung und Freisetzung von Botenstoffen des Gehirns wie Serotonin oder Melatonin beteiligt. Fachärzte für Neurologie vermuten, daß Zinkmangel zur Entstehung psychiatrischer Erkrankungen wie Schizophrenie, Depressionen und Magersucht zumindest beitragen kann. Zink schützt außerdem die Gehirnzellen vor giftigen Stoffen und hat Einfluß auf die Lern- und Gedächtnisleistung. Die Entstehung der als Alzheimer-Krankheit bekannt gewordenen Gedächtnisschwäche älterer Menschen kann möglicherweise durch eine ausreichende Zinkversorgung verbessert werden. Bei Müdigkeit, Konzentrationsschwäche und morgendlicher Antriebslosigkeit sollte die Gabe von Zink in der Therapie versucht werden, oft lassen sich dadurch überraschend gute Verbesserungen erzielen.

Auch bei der Ausschüttung der Glückshormone spielt Zink eine bedeutende Rolle

Darreichungsformen von Zink

Für die Versorgung mit Zink müssen Sie natürlich kein metallisches Zink in Reinform zu sich nehmen. Neben der Möglichkeit, den Speiseplan gezielt mit zinkreichen Nahrungsmitteln anzureichern, bietet die pharmazeutische Industrie zahlreiche Präparate an, die dem Organismus Zink in gut verwertbarer Art und Weise nebenwirkungsfrei anbieten. Über die verschiedenen Darreichungsformen können Sie sich detailliert in den Kapiteln Zinkbedarf und Zinkversorgung sowie im Herstellerverzeichnis informieren. Es ist übrigens kaum möglich, daß Zink so stark überdosiert wird, daß Vergiftungserscheinungen auftreten!

So verwertet unser Körper Zink

Über die Nahrung ins Blut

Die Zinkatome haben einen ziemlich langen und beschwerlichen Weg vor sich, bis sie von unserem Teller auch in die abgelegensten und kleinsten Körperzellen gelangen, wo sie ihren lebenswichtigen Dienst ausüben können. Glücklicherweise wird Zink nicht im eigentlichen Sinne verbraucht, wie zum Beispiel Fette und Kohlenhydrate. Denn diese Nahrungsbestandteile werden im Organismus vollständig zerlegt, damit Energie gewonnen werden kann oder neue Baustoffe für den Körper entstehen. Zink unterstützt in den meisten Fällen durch seine reine Anwesenheit die Enzyme, Zellen und andere Arbeitseinheiten beim Stoffwechsel, ohne sich selbst dabei zu verändern oder regelrecht abgebaut zu werden. Anders wäre es auch gar nicht möglich, daß so wenig Zink, es liegt ja nur in Spuren vor, so viele Aufgaben erfüllen könnte. Eigentlich müßte es also genügen, wenn sich der heranwachsende Embryo im Mutterleib seinen Zinkvorrat fürs Leben einmal zusammensammeln und in den Körperzellen abspeichern würde. Leben ist aber immer ein dynamischer Prozeß. Zellen teilen sich, der Mensch wächst und vervielfacht seine Körpermasse und benötigt deshalb besonders während des Wachstums immer neuen Nachschub an Zink. Auch der erwachsene Mensch muß ständig alte und abgenutzte Zellen erneuern, und jede einzelne neue Zelle benötigt dazu das Zink.

Nachdem der menschliche Organismus Zink nur unzureichend speichern kann, ist er darauf angewiesen, das Spurenelement regelmäßig und in genügend großer Menge über die Nahrung aufzunehmen. Komplizierte Regelmechanismen sorgen dafür, daß unserem Essen immer genug Zink entzogen wird. Bei einem Mangel wird Zink beispielsweise wesentlich besser aus den Speisen resorbiert als bei einem ausrei-

Zink kann von unserem Organismus praktisch nicht gespeichert werden. Eine regelmäßige Zufuhr ist daher besonders wichtig

chenden Zinkstatus im Körper. Normalerweise scheidet ein gesunder Mensch auch kaum Zink über die Nieren aus, nur bei einer sehr guten Zinkversorgung steigt die Zinkmenge im Harn an. Dennoch verlieren wir ständig Zink über Haut, Haare, Schweiß und den Darm. Wenn die Nahrung nun einfach zu wenig Zink enthält, dann nützt auch das effektivste Zinkaufnahmesystem nichts mehr. Denn wo nichts ist, kann auch nichts verwertet werden!

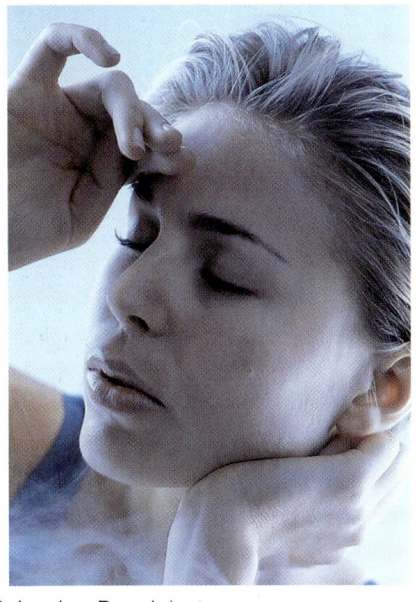

Zink ist in den Lebensmitteln natürlich nicht in seiner metallischen Reinform enthalten, sondern immer gebunden an andere Atome und Moleküle. Das ist in manchen Fällen gut für unseren Körper, weil er Zink in speziellen natürlichen Verbindungen besonders gut aufnehmen und weiterverarbeiten kann. Die Natur macht es uns aber nicht immer so leicht. Viele Zinkverbindungen in den Nahrungsmitteln sind für den Körper eine harte Nuß, die es zu knacken gilt, um an das lebenswichtige Mineral heranzukommen. Bereits daran kann man erkennen, daß der Zinkgehalt nicht das allein entscheidende Kriterium dafür ist, ob sich ein Nahrungsmittel gut eignet, den Zinkbedarf zu decken. Tierische Lebensmittel weisen zum Beispiel in der Regel einen hohen Zinkgehalt auf und bieten das Zink in einer biologisch gut verwertbaren Form an.

Eine Unterversorgung des Körpers mit Zink führt auf die Dauer zu chronischen Beschwerden

Es wäre auch eine Illusion zu glauben, daß uns nach dem Verzehr einer Mahlzeit mit einem Zinkgehalt von sagen wir einmal fünf Milligramm auch wirklich die ganzen fünf Milligramm für den Stoffwechsel zur Verfügung stehen. Die Weltgesundheitsorganisation WHO hat herausgefunden, daß je nach Nahrungszusammensetzung nur zehn Prozent bis maximal 40 Prozent des enthaltenen Zinks aufgenommen werden können. Das bedeutet, daß von unseren fünf Milligramm Zink im Essen nur ein halbes bis zwei Milligramm auch wirklich ins Blut gelangen! Und dann ist das Zink noch nicht einmal in allen Zellen angelangt.

Normalerweise wird Zink aus der Nahrung über die Schleimhaut des Dünndarms aufgenommen. Dieser Vorgang findet hauptsächlich in dem Teil des Dünndarms statt, der sich an den Zwölffingerdarm anschließt und Jejunum oder Leerdarm heißt. Im Magen und den

Zink – ein lebenswichtiges Mineral

Aus den Dünndarmzellen gelangt das Zink ins Blut. Zuerst wird es in die Leber transportiert und dort in viele verschiedene Enzyme eingebaut. Dann erfolgt die Verteilung im gesamten Organismus

tieferen Darmabschnitten wird Zink nicht in erwähnenswerter Menge aufgenommen. Bei ausreichend hohem Zinkgehalt in der Nahrung kann das Zink passiv, also ohne großen Arbeitsaufwand für den Körper, in die Zellen der Dünndarmschleimhaut übergehen, um von dort seinen langen Weg über das Blut und die Leber zu den Zielorganen anzutreten. Bei Zinkarmut und erhöhtem Zinkbedarf setzen aktive Mechanismen ein, durch die das Zink an Trägermoleküle, sogenannte Carrier, gebunden und unter Energieverbrauch in die Schleimhautzellen gebracht wird. Unser Körper scheut also keine Mühen, sich ausreichend mit Nährstoffen und dem lebenswichtigen Zink zu versorgen. Dieser aktive Aufnahmeprozeß funktioniert natürlich um so besser, wenn das Zink im Essen schon an geeignete Transportvehikel gebunden ist. Komplexbildende Aminosäuren, also Eiweißbausteine wie Histidin, Alanin oder Cystein, die in eiweißreicher tierischer Nahrung enthalten sind, sind solche Carrier. Für den Notfall hat sich die Natur auch noch andere Mechanismen einfallen lassen, um an das begehrte Zink heranzukommen. So enthalten die Verdauungssäfte Eiweißstoffe, die Metalle an sich binden können. Diese metallbindenden Proteine spielen eine ganz bedeutende Rolle bei der Zinkaufnahme. Aus der Dünndarmzelle wird das Zink zunächst einmal mit dem Blut über die mächtige Pfortader in die Leber transportiert. Letztere ist sozusagen die chemische Fabrik des Körpers. Sie ist so aktiv, daß ihre Kerntemperatur stets einige Grade über der normalen Körpertemperatur liegt. Die Leberzellen stürzen sich förmlich auf das ankommende Zink, bauen es in Dutzende von Enzymen ein und geben es in optimalen Verbindungen wieder an das Blut ab, so daß es schließlich überall hin verteilt werden kann. Der Körper geht sogar äußerst sorgsam mit dem wertvollen Spurenelement Zink um. Gelangt es mit anderen Abfallprodukten zusammen in die Galle, wird das lebensnotwendige Zink nicht ausgeschieden. Wenn es in den Zwölffingerdarm kommt, wird es erneut aufgenommen und über die Pfortader wieder zur Leber zurücktransportiert.

Überhaupt wird Zink vom Körper nicht aktiv ausgeschieden, im Gegenteil, es wird keine Mühe unterlassen, das wertvolle Metall zu binden. Zink verläßt den Organismus nur, wenn es nicht aufgenommen werden konnte, wenn Krankheiten den Zinkstoffwechsel stören oder mit Körperzellen, die alt und verbraucht sind und abgestoßen werden.

So verwertet unser Körper Zink

Von unseren Ausscheidungen enthält der Stuhl das meiste Zink. Es handelt sich dabei um Zink, das in der Nahrung so gebunden war, daß es nicht absorbiert werden konnte. Der durchschnittliche Zinkverlust über die Niere bzw. den Urin ist mit circa 300 Mikrogramm pro Tag äußerst gering. Schließlich verlieren wir noch sehr kleine Mengen Zink über Haare, Schweiß und Schuppenbildung. Dieser Verlust kann normalerweise aber vernachlässigt werden.

Das hemmt die Zinkaufnahme

Man kann sich sicherlich leicht vorstellen, daß es bei solch einem komplizierten Mechanismus wie der Zinkverwertung viele Faktoren gibt, die unsere Versorgung mit dem Spurenelement behindern können. Das alles entscheidende Kriterium ist natürlich, ob ein Nahrungsmittel überhaupt Zink in einer für uns verwertbaren Form enthält. Wer seinen Kalorienbedarf überwiegend mit Süßwaren oder Zucker in Reinform deckt, hat mit Sicherheit zumindest einen latenten Zinkmangel. Auch alkoholische Getränke wie Bier und Wein enthalten kaum Zink. Fette und Öle sind ebenfalls nahezu frei von Zink. Auch durch eine falsche Zubereitungsweise oder durch die industrielle Verarbeitung können Nahrungsmittel zinkarm sein, wie beispielsweise das Kantinenessen oder Speisen aus Fast-Food-Restaurants.

In Backwaren, die aus weißem Mehl hergestellt wurden, fehlt das Element fast völlig. Zink befindet sich nämlich in erster Linie im Keim und in den Randschichten des Getreidekorns, also genau in den Teilen, die in der Mühle bei der Weißmehlherstellung entfernt werden. 80 Prozent des Getreidezinks gehen dabei verloren. Allerdings gibt es bei Zink und Getreide noch eine Besonderheit, auf die wir später kommen werden. Ein weiterer Faktor, der sich negativ auf die Zinkaufnahme auswirkt, ist Streß, besonders während den Mahlzeiten. Ein gestreßter Mensch braucht grundsätzlich mehr Zink und andere Vitalstoffe als ein ausgeglichener Zeitgenosse. Wer unter Streß ißt, verwertet die Nahrung außerdem relativ schlecht. Was bedeutet, daß

Weißmehlprodukte enthalten kaum Zink. Bedenken Sie das bei der Wahl Ihrer Brotsorte

Zink – ein lebenswichtiges Mineral

Zink trotz erhöhtem Bedarf nur mäßig vom Körper absorbiert werden kann.

Ernährungsgewohnheiten spielen auch insofern eine Rolle, als Zink aus pflanzlicher Nahrung deutlich schlechter aufgenommen werden kann als aus tierischen Produkten. Deshalb kann Zinkmangel für reine Vegetarier, die auch auf Milch, Eier und Milchprodukte verzichten, durchaus ein Thema sein. Zink wird nämlich aus den bei reinen Vegetariern als Kraftquelle beliebten Nüssen und Hülsenfrüchten nur mäßig verwertet. Auch aus unbehandeltem Getreide kann sich der Körper nur unzureichend mit Zink versorgen, obwohl dieses sogar einen relativ großen Zinkgehalt besitzt. Der Störfaktor ist die Phytinsäure, eine Phosphorverbindung, die die Aufnahme von Mineralien und Spurenelementen und vielleicht sogar von Vitamin B_1 blockiert. Einer neueren Theorie zufolge ist die Phytinsäure ein sogenannter Schutzstoff, den Pflanzen entwickelt haben, um für Freßfeinde weniger attraktiv zu sein. Diese Substanz baut sich aber bei der Keimung des Getreides und durch eine klassische 24stündige Sauerteigführung beim Brotbacken zu Inosit ab, einem nützlichen B-Vitamin, das die Zinkaufnahme nicht mehr beeinträchtigt. Traditionell zubereitetes Vollkorn-Sauerteigbrot ist also durchaus als ein guter Zinklieferant zu empfehlen.

Übrigens haben Untersuchungen ergeben, daß die Zinkaufnahme aus phytinsäurehaltigen Vollkornprodukten durch Zitronensäure erheblich verbessert werden kann. Der Zusatz geringer Mengen von Zitronensaft an Getreidegerichten oder der Genuß von Fruchtsäften kann also die Bioverfügbarkeit des Zinks wieder verbessern.

Der Vollständigkeit halber soll noch erwähnt werden, daß auch eine ballaststoffreiche Ernährung die Zinkaufnahme hemmt. Allerdings muß dies etwas relativiert werden. Einerseits bilden Ballaststoffe mit Zink sehr schwer lösbare Komplexe, die über den Darm kaum aufgenommen werden können, andererseits sind Ballaststoffe unverzichtbar für ein gutes Funktionieren unseres Darms. Sie regen die Darmtätigkeit an und sorgen dafür, daß der Speisebrei gut durchmengt und verdaut wird, aber nicht zu lange im Darm liegen bleibt, so daß keine Gärungs- und Fäulnisgase entstehen können. Eine ausgewogene Ernährung sollte daher ballaststoffreich sein, aber auch konzentrierte Nahrungsmittel aus dem Tier- und Pflanzenreich miteinschließen.

Geben Sie Ihren Getreidegerichten etwas Zitronensaft bei. Das erhöht die Bioverfügbarkeit von Zink

Zink – der Regulator für 200 Enzyme

Das Wort Enzym kommt aus dem Griechischen und bedeutet »in der Hefe«. Hefe wird von den Menschen schon seit Jahrtausenden genutzt, weil sie Stoffe enthält, die bei der Lebensmittelherstellung nützliche Prozesse in Gang setzen und beschleunigen. Jeder, der schon einmal einen Kuchen aus Hefeteig gebacken hat, weiß um die erstaunliche Treibwirkung der Hefe. Ebenso wie die Stoffe in der Hefe für viele Aktivitäten nützlich sind, gibt es in der Natur Hunderte von diesen Enzymen, die als Biokatalysatoren für die verschiedensten biochemischen Vorgänge unentbehrlich sind. Enzyme sind Eiweißkörper, die jeweils eine ganz eigene Struktur besitzen. Dadurch passen sie wie der Schlüssel ins Schloß zu Körperzellen oder anderen Stoffen mit verwandten Strukturen. Die jeweiligen Enzyme steuern exakt die Aktivität dieser passenden Zellen oder biochemischen Stoffe. Aufgrund des Spurenelements Zink müssen die Enzyme zum Beispiel nicht soviel Energie für die Funktion von verschiedenen Abläufen aufbringen: Die eigene Aktivierungsenergie, die für den Start eines biochemischen Vorgangs notwendig ist, wird durch Zink gesenkt. Die Enzyme ermöglichen es zum Beispiel auch, daß unsere Nahrung in ihre Einzelbestandteile aufgespalten wird und über die Darmwand aufgenommen werden kann. Außerdem sorgen sie dafür, daß Wunden verheilen können, und steuern Tausende von Vorgängen in Organen und Körperflüssigkeiten.

Zink ist ein katalytisches Element, das heißt, es löst die Wirkung eines Enzyms erst aus. Bis heute wurden über 200 dieser sogenannten Zink-Metall-Enzyme identifiziert. Dabei spielt Zink nicht in jedem Enzym die gleiche Rolle. Für das Enzym Alkoholdehydrogenase ist es beispielsweise ein wichtiger Strukturbaustein, hier hat es weniger eine katalytische Wirkung, sondern ist vielmehr für die Aufrechterhaltung seiner Form und Funktionsfähigkeit zuständig. Dieses Enzym baut Alkohol ab und übernimmt zudem eine wichtige Aufgabe in der Netzhaut der Augen.

Der dritte wichtige Bereich, in dem Zink für die Enzyme unentbehrlich ist, ist die sogenannte Genexpression der Enzyme. Das klingt zunächst viel komplizierter als es ist: Die Gene beherbergen die Erbanlagen, also die Informationen über Gestalt und Funktion jeder lebendigen

Enzyme spielen im Stoffwechsel eine zentrale Rolle

Zelle. Diese angelegten Eigenschaften müssen nun ausgebildet, also verwirklicht werden. Dieser Vorgang heißt Genexpression. Bei vielen Enzymen ist Zink für ihre genetische Entwicklung unverzichtbar.

Zink ist also wichtig für die Funktion, die Struktur und die korrekte Entstehung von über 200 Enzymen. Mindestens 70, wahrscheinlich aber über 100 dieser Enzyme spielen eine bedeutende Rolle für unsere Gesundheit und unser Überleben, weil sie auf äußerst komplexe Weise auf alle Bereiche des Stoffwechsels regulierend einwirken.

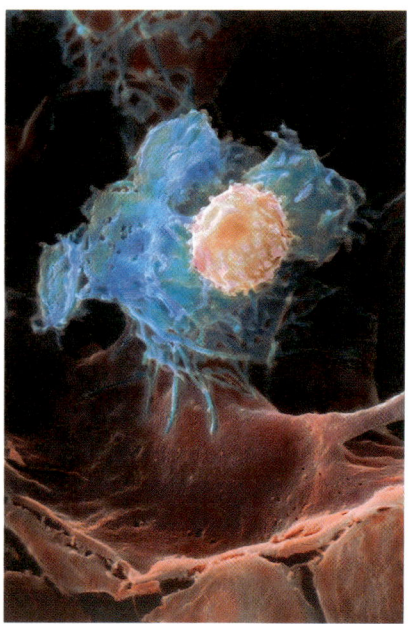

Zink im Zusammenspiel mit der Immunabwehr

Zink greift direkt und in hohem Maße in die Abwehrleistungen unseres Immunsystems gegen Fremdstoffe und Krankheitserreger ein. Die Rolle von Zink – sowohl für die spezifischen Abwehrzellen wie Lymphozyten als auch für die unspezifischen Freßzellen wie Makrophagen – kann von keinem anderen Spurenelement übernommen werden.

Besonders bei so überaus komplizierten Systemen wie dem menschlichen Immunsystem wird deutlich, daß der Organismus immer als eine Ganzheit betrachtet werden muß. Kein Teilbereich kann ohne den anderen wirklich zufriedenstellend arbeiten.

Eine Makrophage (Freßzelle) »frißt« einen Erreger

Zink für die Bildung neuer Lymphozyten

Lymphozyten sind Abwehrzellen, die ganz gezielt auf Krankheitserreger losgehen und das Abwehrgeschehen steuern. Einige dieser Zellen können sich sogar das Aussehen von Krankheitserregern über Jahrzehnte hin merken, so daß der Körper bei erneuter Infektion extrem schnell reagiert und das Ausbrechen der Erkrankung verhindert. Für die Funktion der ausgereiften Lymphozyten selbst ist das Zink eigentlich gar nicht notwendig; der Nachschub an brauchbaren Lymphozyten aus dem Knochenmark kommt allerdings sehr schnell ins Stocken, wenn zu wenig Zink zur Verfügung steht. Zink ist also für die Entstehung der Lymphozyten unabdingbar.

Die Schlüsselfunktion im Hormonstoffwechsel

Abwehrzellen aktivieren

Fertig ausgeprägte Abwehrzellen arbeiten zwar weiter, wenn das Zink knapp ist, es konnte aber nachgewiesen werden, daß sich ihre Aktivität durch eine verbesserte Zinkversorgung zusätzlich steigern läßt. So konnte die Immunfunktion bei Kindern, die unterernährt waren, durch Zinksubstitution sehr schnell stabilisiert werden.

Zink beeinflußt aber auch noch andere Bereiche unseres Immunsystems: Die sogenannten Natural Killer Cells, Abwehrzellen, die auf die Vernichtung feindlicher Mikroorganismen und Zellstrukturen spezialisiert sind, werden durch Zink in ihrer Aktivität gesteuert. Dabei spielt die Hemmung dieser Zellen eine wichtige Rolle, da diese Kampfmaschinen bei übermäßiger Funktion auch »gute« Körperzellen angreifen. Außer für die Zellen, die unmittelbar mit Abwehraktivitäten beschäftigt sind, ist Zink ebenfalls für zahlreiche Botenstoffe von Bedeutung, die die Aktivitäten der einzelnen Unterabteilungen des Immunsystems steuern und vermitteln. Im Zusammenhang mit der Krebsforschung sind die Botenstoffe Interleukin 1 und 2 auf großes öffentliches Interesse gestoßen. Zink ist mit an Sicherheit grenzender Wahrscheinlichkeit an der Entstehung und Aktivierung der Interleukine mit beteiligt.

Zink für die Funktion der Thymusdrüse

Die Thymusdrüse ist vor allem bei Kindern und Jugendlichen die »hohe Schule« für die Abwehrzellen. Hier werden die Lymphozyten für ihre Abwehrfunktion sozusagen ausgebildet. Und eine gute Arbeit der Thymusdrüse ist ein ganzes Leben lang die Basis für ein funktionierendes zelluläres Immunsystem. Eben diese Thymusdrüse bildet sich unter Zinkmangelsyndromen deutlich zurück. Auch ein Hormon, das für die Prägeprozesse der Lymphozyten wichtig ist, ist zinkabhängig und stellt seine Funktion unter Zinkmangel ein.

Die Schlüsselfunktion im Hormonstoffwechsel

Die zentrale Rolle, die das Zink im Hormonstoffwechsel spielt, ist vor allem für das Insulin und die Gonadotropine bekannt. Insulin wird in den sogenannten Langerhansschen Inselzellen der Bauchspeicheldrüse als Insulin-Zink-Komplex gespeichert. Dabei ist das Zink wichtig

Unterernährte Kinder erkranken durch die Einnahme von Zink deutlich seltener an Infektionen

Zink – ein lebenswichtiges Mineral

für die Herstellung, Speicherung, Ausschüttung und Wirksamkeit des Insulins. Insulin senkt in erster Linie den Blutzuckerspiegel, in dem es den Zellen Zucker zur Energiegewinnung zur Verfügung stellt oder Zucker in seiner Speicherform als Glykogen überführt. Wenn Insulin nicht mehr ausreichend in der Bauchspeicheldrüse hergestellt wird, oder wenn die Insulinfühler der Zellen nicht mehr auf das Insulin reagieren, steigt der Blutzuckerspiegel im Organismus an, und der Mensch erkrankt an Diabetes mellitus. Insulin beeinflußt zudem den Fett- und Eiweißstoffwechsel und somit das gesamte Stoffwechselgeschehen. Das Zink kann die Struktur des Insulins stabilisieren und ist darüber hinaus auch für die Reaktionsfähigkeit der Körperzellen auf Insulin mitverantwortlich.

Zink für die Fruchtbarkeit

Zink ist ein wichtiger Lebensbaustein für praktisch alle Steuerungs- und Regulierungsmechanismen im menschlichen Körper

Die Gonadotropine sind Hormone der Hirnanhangdrüse und für die Entwicklung sowohl der männlichen als auch der weiblichen Keimdrüsen verantwortlich. Bei der Frau sorgen sie während des Regelzyklus für die Reifung der Follikel und somit für ein befruchtungsfähiges Ei. Beim Mann sind diese Hormone für die Bildung von Samenzellen von Bedeutung.

Auch das männliche Geschlechtshormon Testosteron steht in engem Zusammenhang mit dem Zinkspiegel. Zinkmangel führt bei beiden Geschlechtern zu Wachstumsstörungen und mangelhafter sexueller Entwicklung. Eine Zeugungsunfähigkeit des Mannes kann bei einem akuten Zinkmangel relativ schnell auftreten.

Zink hat aber noch zahlreiche weitere Wirkungen auf unsere Hormone:

- Zink wirkt im positiven Sinne auf die Hormone von Schilddrüse und Nebenschilddrüse und auf das Prolaktin ein, das die Milchbildung bei schwangeren Frauen steuert.
- Zink greift auch in den Stoffwechsel der Steroidhormone ein. Das sind in erster Linie die Geschlechtshormone und die etwa 50 verschiedenen Hormone der Nebennierenrinde wie zum Beispiel Progesteron, Östrogen, Aldosteron, Kortisol und Kortison.
- Das Parathormon und das Calcitonin aus der Schilddrüse regulieren den Kalziumstoffwechsel und spielen bei der Entkalkung der Knochen, der Osteoporose, eine bedeutende Rolle. Auch diese Funktionen unterstützt das Spurenelement Zink.

Zink für die Sehkraft und den Vitamin-A-Stoffwechsel

Auch für die Sehfähigkeit ist das Zink – indirekt über den Vitamin-A-Stoffwechsel – ausgesprochen wichtig. Ein vor allem für das Sehen in der Dämmerung bedeutender Umwandlungsprozeß des Vitamins A wird von einem zinkabhängigen Enzym ausgelöst. Das Zink wirkt also nicht unmittelbar in den lichtempfindlichen Zellen unserer Netzhaut, es wird aber unbedingt dazu benötigt, um den Sehpurpur herzustellen. Der Sehpurpur ist Teil der lichtempfindlichsten Zellen unserer Netzhaut, über die wir Licht wahrnehmen können. Unter Lichteinwirkung verändert sich der Sehpurpur und muß daher ständig erneuert werden. Das Auge zählt deshalb zu den zinkhaltigsten Geweben unseres Körpers.

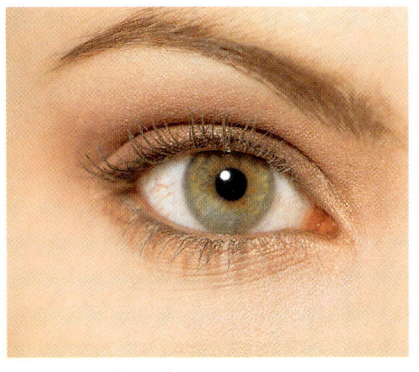

Zink ist wichtig für die Sehfähigkeit in der Dunkelheit

Der extrem lichtempfindliche Sehpurpur ist eine wichtige Errungenschaft der Evolution. Selbst in relativ großer Dunkelheit, in der unsere Augen Farben schon gar nicht mehr wahrnehmen können, erlaubt uns der Sehpurpur noch visuelle Sinneseindrücke in schwarzweiß. Machen Sie doch einmal einen Spaziergang im Mondlicht. Ist Ihnen schon einmal aufgefallen, daß die Bäume nachts grau wahrgenommen werden? Sie haben natürlich bei Sonnenuntergang ihre Farbe nicht verloren, wir können sie bloß nicht mehr sehen!

Wissenschaftliche Untersuchungen belegen, daß auch altersbedingte Verschlechterungen der Sehfähigkeit oft mit einem Zinkmangel einhergehen. Deshalb kann Nachtblindheit oder schlechtes Sehen in der Dämmerung ein Hinweis auf Zinkmangel sein.

Natürlich muß nicht nur Zink, sondern auch das Vitamin A dem Körper in ausreichender Menge für die Sehkraft zur Verfügung stehen: Carotinoide, eine Vorstufe des Vitamin A, sind in fast allen kräftig farbigen Gemüsen, besonders in Karotten, enthalten. Man bezeichnet sie auch als Provitamin A.

Und weil es sich um fettlösliche Moleküle handelt, profitieren Sie von Ihrem Karottensalat oder -saft erst dann, wenn Sie einen Schuß Öl oder Sahne als Vitaminbindemittel beimischen.

So beeinflußt Zink den Fettstoffwechsel

Der Fettstoffwechsel des Menschen kann in zwei wesentliche Bereiche aufgegliedert werden: nämlich einmal in die Aufschlüsselung und Bereitstellung der Nahrungsfette und zum anderen in den Abbau und die Verwertung überschüssiger Fettdepots des Körpers. Zink ist an all diesen Stoffwechselvorgängen maßgeblich beteiligt, weil zahlreiche zinkabhängige Enzyme die notwendigen biochemischen Reaktionen auslösen und steuern. Fett kann im Darm der Nahrung nur über sehr komplizierte Anpassungsvorgänge entnommen und dem Organismus zur Verfügung gestellt werden. Fett ist wichtig für die Energieversorgung, die Elastizität der Blutgefäße, die Wärmedämmung des Körpers und für die Zellwand jeder einzelnen Zelle. Nur ein übermäßiger Fettverzehr – bei gleichzeitig mangelnder körperlicher Bewegung – läßt Fett zu einem Problem werden.

Die sogenannten essentiellen Fettsäuren, beispielsweise die Linolsäure, müssen wir sogar über die Nahrung aufnehmen, da unser Körper sie nicht selbst herstellen kann. Diese Fettsäuren sind wichtige Bestandteile des Zellkerns, der Zellwand und vieler Hormone. Mangelzustände können zu verschiedenen Stoffwechselerkrankungen führen. Auch die Mobilisation von Fett aus den Fettdepots des Körpers in Zeiten mangelhafter Ernährung funktioniert nur über die durch Zink gesteuerten Enzymaktivitäten.

Die antioxidative Schutzwirkung des Zinks

Zink gehört neben Selen zu den wichtigsten Antioxidantien unter den Spurenelementen

Um verstehen zu können, was es mit der antioxidativen Schutzwirkung des Zinks auf sich hat, müssen wir zuerst einmal grob umreißen, vor welcher Bedrohung unser Organismus geschützt werden muß. Oxidation ist zunächst einmal ein in der Natur allgegenwärtiger Vorgang. Zwei Stoffe reagieren miteinander, wobei der eine Stoff an den anderen Elektronen abgibt. Dabei wird Energie frei, und es entstehen neue chemische Verbindungen. Das Reduktionsmittel gibt seine Elektronen an das Oxidationsmittel ab, man spricht auch von Verbrennung. Sauerstoff ist nun ein besonders aggressives Oxidationsmittel, das von nahezu jedem anderen chemischen Element Elektronen an sich reißt.

Vor Millionen von Jahren herrschte auf der Erde noch eine Stickstoff-atmosphäre, und die Mikroben stellten ihre Energie durch Gärungs-prozesse aus Kohlenhydraten her. Dann »entdeckten« die Meeresal-gen die Photosynthese. Kohlendioxid und Wasser werden unter Einwirkung des Sonnenlichts in den Energiespeicher Glucose (Zuk-ker) und große Mengen Sauerstoff umgewandelt. Dieser Sauerstoff war einerseits die Grundlage für die Entwicklung höherer Lebewesen, aber andererseits wegen seiner Aggressivität eine Bedrohung für jede lebende Zelle. So entstanden Schutzmechanismen der Zellen gegen die Oxidation durch den Sauerstoff.

Natürlich haben auch andere chemische Elemente und Verbindungen oxidative Wirkungen auf die Zellen. Man bezeichnet diese Verbindun-gen als freie Radikale. Freie Radikale entstehen automatisch bei jeder Stoffwechselaktivität, in unserer Zeit aber auch vermehrt durch Um-weltverschmutzung, Strahlenbelastung oder Tabakkonsum.

Antioxidanzien, Radikalenfänger, sind Schutzstoffe, die die Zellwän-de stabilisieren und die Aggressivität der freien Radikale mindern. Sehr wirkungsvolle Antioxidanzien sind Vitamin C, Vitamin E, Provit-amin A, Selen und ebenso das Zink.

Zink ist ein Bestandteil des Enzyms Superoxiddismutase, welches die Zellmembranen vor der Oxidation und damit vor den gefährlichen frei-en Radikalen schützt, die den Zellalterungsprozeß beschleunigen und ursächlich an verschiedenen Krankheitsentstehungen beteiligt sein können.

Neben seiner Schutz-funktion vor freien Radi-kalen ist Zink auch ein wichtiger Strukturbau-stein der Zellwände

Diese Antioxidanzien schützen vor aggressiven freien Radikalen
- Vitamin C
- Vitamin E
- Provitamin A
- Selen
- Zink

Zink beim Sport

Besonders bei körperlicher Belastung ist die Stoffwechselaktivität des Organismus deutlich erhöht, so daß alle zinkgebundenen Vorgänge verstärkt ablaufen. Sportler und auch Menschen, die schwer körper-

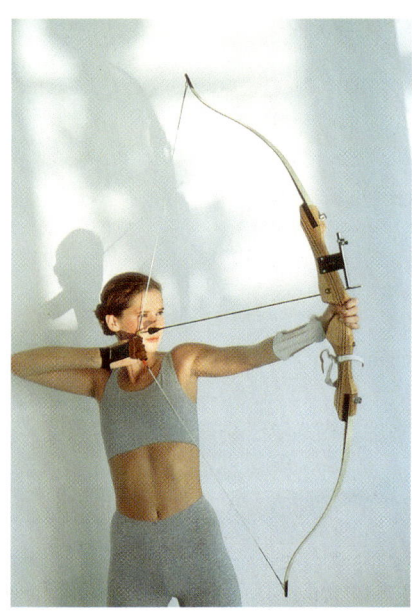

lich arbeiten, sondern mit dem Schweiß vermehrt Zink ab. Außerdem konnte festgestellt werden, daß bei hoher körperlicher Belastung die Zinkausscheidung über den Urin deutlich erhöht ist.

Leider führt die hohe Belastung unserer Atemluft mit Radikalenquellen wie Stickoxid, Schwefeldioxid, Kohlenmonoxid, Ozon, metallischen Feinstäuben und anderen Schadstoffen durch die intensivierte Atmung besonders beim Sport zu einer vermehrten Aufnahme dieser schädlichen Stoffe. Deshalb ist gerade für Sportler ein antioxidativer Zellschutz besonders wichtig.

Erinnern Sie sich außerdem an die wichtige Rolle des Zinks im Insulinstoffwechsel: Der Muskel braucht Glukose zur Energiegewinnung. Ohne Insulin kann die Glukose nicht in die Muskelzelle aufgenommen werden, und ohne Zink funktioniert der Insulinmechanismus nicht.

Bei sportlichen Aktivitäten wird mit dem Schweiß vermehrt Zink aus dem Körper ausgeschieden

Zink ist darüber hinaus für die Regenerationsfähigkeit des Gewebes von besonderer Bedeutung. Nach sportlicher Anstrengung, ganz besonders natürlich nach Wettkämpfen, muß sich der Körper regenerieren. Das Muskelgewebe wurde stark beansprucht, mikroskopisch kleine Risse von Muskelfasern müssen »repariert« und die Abwehrkräfte gestärkt werden. Und für alle diese Vorgänge wird Zink benötigt. Deshalb sollten Leistungs- und besonders auch Freizeitsportler, die sich mangels guter Grundkondition oftmals sehr übernehmen und auslaugen, nicht auf eine Substitution mit Zink verzichten. Übrigens ist Zink auch bei Sportverletzungen sehr vorteilhaft, weil es die Wundheilung enorm verbessert.

Die Beeinflussung von Schwermetallen durch Zink

Schwermetalle wie Quecksilber, Blei, Cadmium oder Kupfer können den menschlichen Körper sehr stark belasten. Symptome wie Übelkeit, Bauchschmerzen, Durchfall, Konzentrationsschwäche, doppeltes Sehen, Schlaflosigkeit, depressive Verstimmung und eine deutliche Minderung der Abwehrkräfte sind oft die Folgen einer akuten oder chronischen Belastung mit Schwermetallen. In diesem Zusammenhang geraten Zahnfüllungen aus Amalgam, einer Legierung aus Quecksilber und anderen Metallen, immer mehr in den Verdacht, für massive und grundlegende Gesundheitsstörungen verantwortlich zu sein. Schwermetalle erfüllen im Stoffwechsel als Spurenelemente teilweise sehr wichtige Aufgaben, aber schon ein geringfügiges »Zuviel« an Quecksilber, Blei, Cadmium oder Zinn führt zu schweren Stoffwechselstörungen. Schwermetalle binden sich dann nämlich an körpereigene Proteine und Enzyme und blockieren deren Wirksamkeit. Außerdem verdrängen sie andere Mineralien und Spurenstoffe von ihren angestammten Plätzen und stören dadurch wichtige biochemische Reaktionen.

Auch das Zink ist ein Schwermetall, allerdings ein nahezu völlig ungiftiges. Zink kann bei vernünftiger Ernährung und normaler medikamentöser Einnahme keinen Schaden anrichten. Bei einer akuten und massiven Vergiftung mit Schwermetallen, etwa durch Quecksilberdämpfe oder Cadmiumstaub, werden Medikamente eingesetzt, die Komplexe mit den Metallen bilden, damit sie aus dem Körper ausgeschieden werden können. Leider binden diese Medikamente auch das Zink und schaffen es aus dem Körper. Deshalb folgender Tip: Wenn Sie Medikamente wie DMPS, Dimaval oder Mercuval zum Beispiel wegen einer Amalgamvergiftung oder zur Amalgamsanierung einnehmen oder gespritzt bekommen, dann sollten Sie unbedingt auch Zink in einer relativ hohen Dosierung einnehmen. So wird erreicht, daß die körpereigenen metallbindenden Proteine überwiegend Zink anstatt Quecksilber binden und der Zinkspiegel nicht zu stark absinkt. Nach dem Herausbohren von alten Amalgamfüllungen sollte man Zink grundsätzlich in hoher Dosierung zu sich nehmen, um zu verhindern, daß Quecksilber über den Darm aufgenommen werden kann.

Zink kann eine Belastung durch Schwermetalle, die wir über Trinkwasser und Atemluft aufnehmen, wirksam eindämmen

Der Einfluß von Zink auf Psyche und Nervensystem

Zink ist für das Gehirn, das Nervensystem und die Psyche von großer Bedeutung – und das bereits für den Embryo im Mutterleib. Ein Zinkmangel im embryonalen Stadium kann schon bis zur vierten Schwangerschaftswoche zu schweren Fehlbildungen und Defekten bei der Entwicklung des Gehirns und Nervensystems führen. Aus dem soge-

Empfohlene Zinkzufuhr	
Alter	**Zinkbedarf** (in mg/Tag)
Säuglinge	
0 – 5 Monate	3 – 4
6 –11 Monate	5
Kinder/Jugendliche	
1– 6 Jahre	8 –10
7 –12 Jahre	12
13 –18 Jahre	15
Erwachsene über 19 Jahre	Frauen min. 12 Männer min. 15
Schwangere	20
Stillende Mütter	25
(Quelle: Empfehlung der DGE 1991)	

Der Zinkbedarf steigt mit dem Alter kontinuierlich an

nannten Neuralrohr entstehen Gehirn und Rückenmark. Gehirnmiß-bildungen, offenes Rückenmark (Spina bifida) oder Wasserkopf (Hydrozephalus) können die Folgen von Zinkmangel sein. Dieser be-günstigt in der Schwangerschaft Fehlentwicklungen, wie bei neurolo-gischen Untersuchungen festgestellt wurde.

Aber auch auf weniger dramatische Weise wirkt sich Zink auf die Funktionen unseres zentralen Nervensystems aus. Zahlreiche neu-rochemische Prozesse sind zinkabhängig. Zink ist, wie könnte es anders sein, Bestandteil vieler wichtiger Enzyme in der Gehirnregion, besonders im Bereich des sogenannten Hippokampus. Dieser wieder-um ist ein Teil des Limbischen Systems unseres Gehirns. Es regelt das Affekt- und Triebverhalten und zahlreiche psychovegetative Or-ganfunktionen. Auch für die Gedächtnisleistung scheint es bedeut-sam zu sein.

Sie sehen schon, daß Psyche, Nervensystem und Zink sehr eng mit-einander verknüpft sind und deshalb die verschiedenartigsten Aus-wirkungen eines Zinkdefizits auf unser Wohlbefinden vorstellbar sind. Übrigens beherbergt der Hippokampus das Riechzentrum, so daß Auswirkungen eines Zinkmangels auch auf unsere Geruchs- und Geschmackswahrnehmung denkbar sind. Interessanterweise ist die

Der Einfluß von Zink auf Psyche und Nervensystem

Zinktherapie bei Störungen des Geruchs- und Geschmackssinns – insbesondere bei psychiatrischen Patienten – erstaunlich erfolgreich. Bei der Alzheimer-Krankheit, die die Merk- und Denkfähigkeit erheblich mindert, sind der Hippokampus und die Regionen der Hirnrinde, die viele zinkabhängige Nervenfasern besitzen, besonders von der Degeneration betroffen. Was Neurologen als Hinweis darauf werten, daß ein Zinkmangel die Entstehung dieser wahrscheinlich erblich bedingten Nervenkrankheit zumindest begünstigt.

Ein hoher Kupferspiegel, bedingt zum Beispiel durch die Einnahme der Anti-Baby-Pille, wird für Depressionen und Spannungszustände vor der Menstruation und im Wochenbett mitverantwortlich gemacht. Die ausreichende Versorgung mit Zink dämpft diese Zustände und hat sich in der Therapie bewährt.

Weiterhin ist bekannt, daß Zinkmangel zu einer Beeinträchtigung des Prostaglandinstoffwechsels führt, womit sich häufig psychische Störungen und Hyperaktivität von Kindern erklären läßt. Zinkdefizite führen, besonders während der Hirnentwicklung, zu Veränderungen der Emotionalität im Sinne einer gewissen Trägheit oder Lethargie. Außerdem leiden darunter Lernfähigkeit, Konzentration, Aufmerksamkeit und Gedächtnis.

Zink wird auch mit der Synthese von sogenannten Glückshormonen im Gehirn in Verbindung gebracht, die für Lust, Spannkraft und positives Erleben unserer Umwelt wichtig sind. Zahlreiche Botenstoffe, die ihre Aufgabe in der Übertragung von Impulsen von einer Nervenzelle zur nächsten haben, sind übrigens auch zinkabhängig. Und alle Übertragungsprozesse in der Gehirnrinde, die durch den Botenstoff Glutamin erzeugt werden, sind abhängig von Zink.

Psyche, Nervensystem und Zink sind eng miteinander verknüpft. Deshalb sind die verschiedenartigsten Auswirkungen auf unser Wohlbefinden vorstellbar

Kapitel 2

Zinkbedarf und Zinkversorgung

Unser Tagesbedarf

Der tägliche Zinkbedarf eines Menschen richtet sich nach Alter, Körpergewicht, Geschlecht und Gesundheitszustand. Der empfohlene Tagesbedarf von Nahrungszink liegt bei zwölf bis 15 Milligramm. Männer sollten sich im oberen Bereich der empfohlenen Zinkaufnahme bewegen, Frauen benötigen etwas weniger. Kinder und Jugendliche brauchen im Verhältnis zu ihrer Körpergröße und ihrem Gewicht mehr Zink als Erwachsene. Ab einem Alter von vier Jahren werden von der Deutschen Gesellschaft für Ernährung (DGE) bereits zehn Milligramm Nahrungszink pro Tag empfohlen, ab 13 Jahren sogar die Dosis für einen Erwachsenen. Schwangere Frauen und stillende Mütter benötigen deutlich mehr Zink als Männer. Sie müssen zwar nicht für zwei essen, sie sollten aber darauf achten, genug an Vitaminen, Mineralstoffen und Spurenelementen, die für die Entwicklung des Kindes wichtig sind, aufzunehmen.

Während der Schwangerschaft und Stillzeit ist eine vernünftige Ernährung und der Verzicht auf schädliche Genußmittel besonders wichtig, um die Zinkaufnahme nicht zu blockieren

Einen deutlich erhöhten Zinkbedarf haben auch Senioren. Wenn man älter wird, kann die Nahrung nicht mehr so gut verwertet werden wie in jungen Jahren, außerdem werden die Eßgewohnheiten oftmals recht einseitig, so daß die Zinkversorgung nicht mehr gewährleistet ist. Dabei spielt das Zink gerade im Alter eine große Rolle, damit die nachlassenden Funktionen des Körpers so gut wie möglich gefördert und unterstützt werden können: zum Beispiel für das Augenlicht, die Gedächtnisleistung und die Wundheilung (siehe Tabelle Seite 30).

Deshalb brauchen auch Kranke, frisch Operierte und Rekonvaleszenten, also Menschen, die eine Erkrankung hinter sich haben und sich gerade wieder erholen, mehr Zink als gesunde Personen. Bei Sportlern ist wegen der erhöhten Zinkabsonderung über den Schweiß ebenfalls ein höherer Zinkbedarf festzustellen.

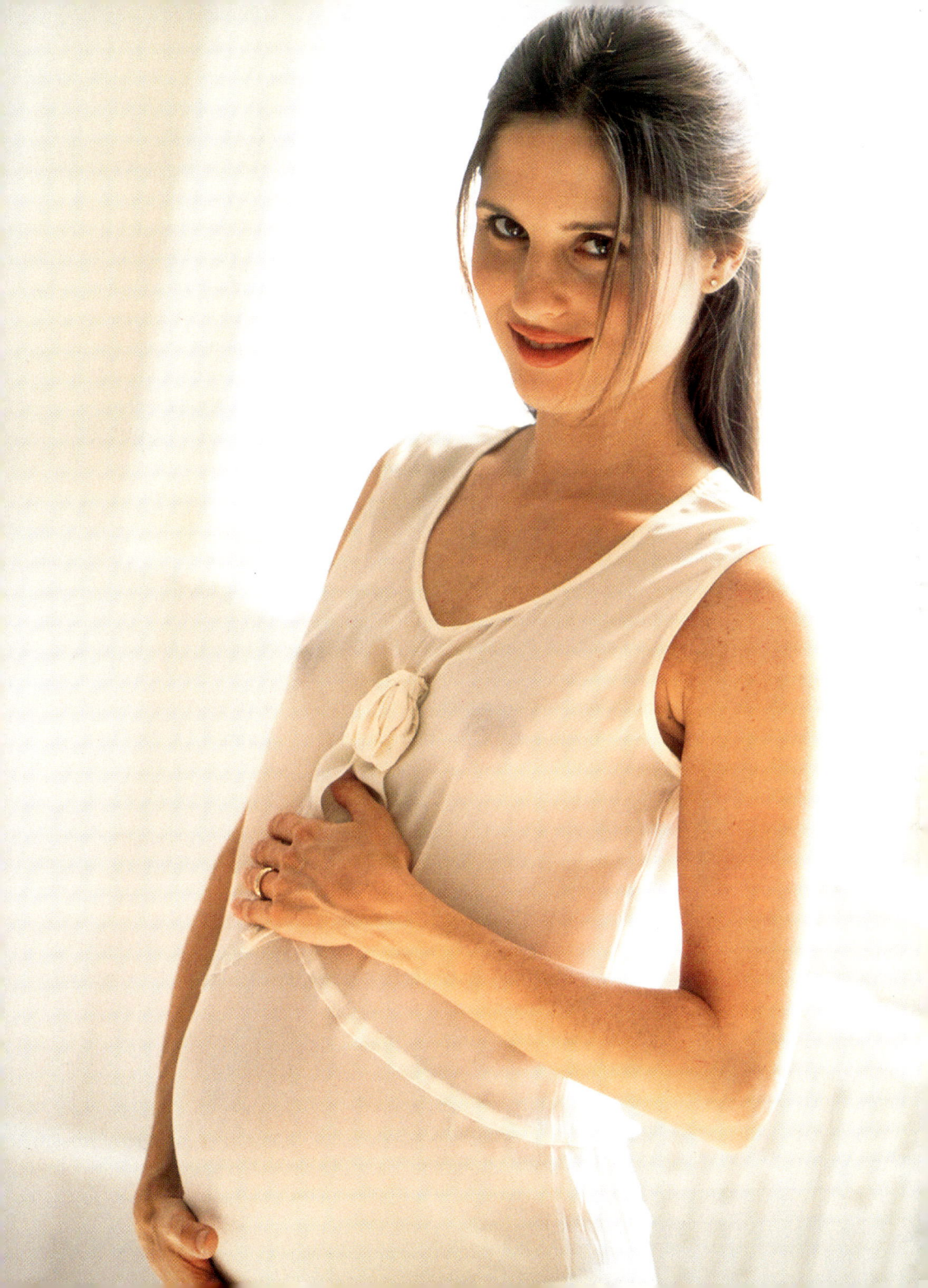

Nachfolgend werden wir uns noch mit weiteren Risikogruppen beschäftigen, die aufgrund ihrer Lebensumstände oder bestehenden Erkrankungen gut auf ihre Mineralstoffversorgung achten müssen.

Der Körper kann Zink, das an tierisches Eiweiß gebunden ist, besser aufnehmen als das Zink der Pflanzen

Nach den Ergebnissen einer Studie aus dem Jahre 1994 über Lebensmittel- und Nährstoffaufnahme in der Bundesrepublik Deutschland beträgt die tägliche Zinkaufnahme bei Frauen durchschnittlich nur 9,7 Milligramm und bei Männern nur 12,1 Milligramm. Betrachtet man diese Werte, so muß für einen Großteil der deutschen Bevölkerung zumindest von einem latenten Zinkmangel ausgegangen werden.

Die wichtigsten Zinklieferanten

In fast allen Nahrungsmitteln ist Zink enthalten, allerdings in unterschiedlich hohen Konzentrationen. Und wie Sie ja bereits wissen, ist die Verwertbarkeit des Zinks von größerer Bedeutung als die vorhandene Menge an Zink in einem Nahrungsmittel. So enthalten zum Beispiel Vollkorngetreide oder Hülsenfrüchte gleichviel oder sogar mehr Zink als manche Lebensmittel tierischen Ursprungs. Dennoch kann der Körper das an tierisches Eiweiß gebundene Zink besser aufnehmen als das Zink der Pflanzen. Dies liegt an der in Pflanzen enthaltenen Phytinsäure und dem hohen Ballaststoffgehalt. Aufgrund der Wichtigkeit soll noch einmal wiederholt werden, daß das Ankeimen von Getreide die Umwandlung von Phytinsäure zu Inosit, einem wertvollen B-Vitamin, bewirkt, wodurch das Zink des gekeimten Getreides auch gut verwertet werden kann. Hefebrot oder Backwaren aus chemischem Kunstsauerteig bieten diesen Vorteil allerdings nicht, selbst wenn sie aus Vollkorngetreide hergestellt worden sind.

Zucker, Fett und weißes Feinmehl sind extrem schlechte Zinklieferanten. Nahrungsmittel wie Süßigkeiten, Kuchen, Torten, Feingebäck, helle Nudeln und Weißbrot sollten Sie weitgehend von Ihrem Speiseplan streichen, da sie Vitamin- und Mineralstoffräuber ersten Ranges sind.

Folgende Tips sollen Ihnen helfen, den Verlust an Vitaminen und Spurenelementen bei der Zubereitung der Speisen möglichst gering zu halten:

- Nehmen Sie zum Braten und Grillen so wenig Fett wie möglich.
- Bevorzugen Sie Obst und Gemüse aus biologischem Anbau, denn dann müssen Sie die Schale nicht unbedingt entfernen. Direkt un-

ter der Schale sitzen nämlich bei vielen Gemüsen, wie zum Beispiel bei Kartoffeln und Karotten, die allermeisten Mineralstoffe.
- Zerkleinern Sie Obst und Gemüse nicht vor dem Waschen, damit Mineralstoffe nicht herausgespült werden können.
- Wässern Sie Salate nur kurz. Denn viele wertvolle Stoffe sind wasserlöslich und können dabei verlorengehen.
- Werten Sie Salate, Gemüsegerichte, Eintöpfe und Breie durch die Zugabe von gekeimtem Getreide auf.

Grundsätzlich stammen bei durchschnittlicher Mischkost etwa 33 Prozent des Zinks aus Fleisch und Fleischwaren, 25 Prozent aus Milch, Milchprodukten und Eiern, 20 Prozent aus Getreideprodukten (falls Vollkorn verwendet wurde) und die restlichen 22 Prozent aus verschiedenen anderen Nahrungsmitteln. Die folgende Tabelle gibt Ihnen den durchschnittlichen Zinkgehalt und die Verwertbarkeit einiger wichtiger Nahrungsmittel in Milligramm pro 100 Gramm an. Das Zink der fettgedruckten Lebensmittel kann sehr gut aufgenommen werden, das der kursiv gedruckten ist eher schlecht verwertbar. Die übrigen sind neutral, hier ist der tatsächliche Gehalt wichtig:

Tierische Nahrungsmittel/Getränke		**Pflanzliche Nahrungsmittel**	
je 100 g	Zink/mg	je 100 g	Zink/mg
Vollmilch	0,5	Weißmehl, weißer Reis	0,5
Käse, je nach Sorte	2–4	*Getreideflocken*	4–10
Hühnerei	1,1	Vollkornsauerteigbrot	1–2,5
Schweinefleisch	2	*Weizenkeime*	12
Rindfleisch	4–5	gekeimtes Getreide	8–12
Truthahn	2	*Weizenkleie*	13
Leber	5–8	unpolierter Reis	1,4
Fisch	0,5–1,5	*Nüsse*	2–4
Shrimps, Garnelen	1,5–2,3	Rosenkohl, Pilze, Broccoli	1
Austern	7–149 (!)	sonstiges Gemüse	0,2–0,6
Fette, Öle, Butter	0,1–0,4	Kartoffeln	0,25
alkoholische Getränke	0,01–0,25	*Kakao, Schokolade*	2–3
Orangensaft	0,05	Obst	0,1–0,25

Bei überwiegend vollwertiger Ernährung schadet der gelegentliche Verzehr von Süßigkeiten und Weißmehlprodukten nicht

Zink als Nahrungsergänzungspräparat

Wenn im Frühjahr und Herbst die Erkältungs- welle droht, können Sie durch die Einnahme von Zinktabletten vorsorg- lich Ihr Immunsystem stabilisieren

Die pharmazeutische Industrie bietet eine relativ breite Palette von Zinkpräparaten an, die geeignet sind, um einen klinisch feststellbaren Zinkmangel auszugleichen. Diese Präparate eignen sich aber auch dazu, den Zinkspiegel auf ausreichendem Niveau zu halten, wenn Sie zu einer der in nachfolgender Tabelle genannten Personengruppe gehören:

Erhöhter Zinkbedarf bei gesunden Menschen
- Schulkinder
- Jugendliche und junge Erwachsene
- Schwangere und stillende Mütter
- Ältere Menschen
- Leistungssportler
- Raucher
- Personen, die regelmäßig Alkohol konsumieren
- Menschen mit erhöhtem Blutzucker

Die Zinkpräparate, die Ihnen als Nahrungsergänzung zur Verfügung stehen, unterscheiden sich in ihrer Wirksamkeit teilweise erheblich. Das elementare Zink muß, um gezielt in die einzelnen Zellen des Or- ganismus zu gelangen, in denen das Zink gebraucht wird, dem Körper in gut verträglicher und verwertbarer Form angeboten werden. Gängi- ge Zinkverbindungen, die in Zinkpräparaten vorliegen, sind:
- Zinksulfat
- Zinkorotat
- Zink-Gluconat
- Zink-Histidin
- Zink-Aspartat

Damit der Körper das Zink gut auf- nehmen kann, wird es in »Transportvehikel« eingebunden

Die notwendige Dosierung, die eventuellen Nebenwirkungen, das je- weils optimale Anwendungsgebiet und die Erfolgsaussichten sind von der jeweils unterschiedlichen Zinkzusammensetzung abhängig. Bei Fragen zu den einzelnen Präparaten und deren jeweiliger Dosierung gibt Ihnen Ihr Apotheker bestimmt gerne Auskunft.

Zink als Nahrungsergänzungspräparat

Zinksulfat
Bei dieser Verbindung handelt es sich um ein mineralisches Zinksalz, das heißt, Zink liegt in einer rein anorganischen Form vor, nicht gebunden an körpereigene Eiweißstrukturen oder andere Verbindungen. In dieser Darreichungsform kann das Zink mehreren Untersuchungen zufolge nicht so gut aufgenommen werden wie aus Zinkverbindungen mit organischen Stoffen. Zinksulfat gibt es in Tabletten mit einem reinen Zinkgehalt von drei bis 20 Milligramm. 44 Milligramm Zinksulfat entsprechen dabei zehn Milligramm reinem Zink.

Zinkorotat
Zinkorotat ist ein Salz der Orotsäure. Orotsäure ist ein körpereigenes Produkt und gut als Transportmittel geeignet, um Zink in die Körperzellen hineinzuschleusen. Zinkorotat gibt es in Darreichungsformen mit drei bis 25 Milligramm Zink. Zehn Milligramm reines Zink sind dabei in etwa 63 Milligramm Zinkorotat enthalten.

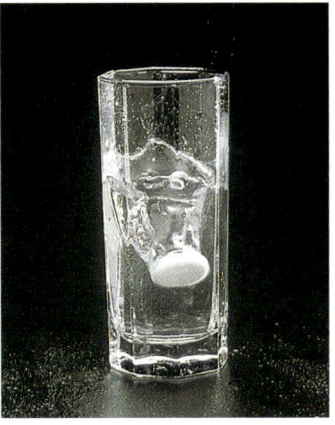

Zink als Nahrungszusatz ist in verschiedenen Darreichungsformen erhältlich, unter anderem auch als Brausetablette

Zink-Gluconat
Hier handelt es sich um ein Zinksalz der Gluconsäure. Diese Säure ist ein Zwischenprodukt des Kohlenhydratstoffwechsels, das in jeder Körperzelle vorkommt. Wieder haben wir es mit einem guten Transportmittel für Zink zu tun. Diese Zinkverbindung gibt es in Tabletten mit circa 50 Milligramm Zink-Gluconat-Gehalt, was etwa 6,5 Milligramm reinem Zink entspricht.

Zink-Histidin
Histidin ist ein halbessentieller Eiweißbaustein, eine Aminosäure. In Verbindung mit dem Zink dient das Histidin wiederum als idealer Carrier, das heißt, es verbessert und ermöglicht eine schnelle und gründliche Zinkverwertung. Im Handel sind Tabletten mit 94 Milligramm Zink-Histidin erhältlich, was der empfohlenen Tagesdosis von 15 Milligramm Zink entspricht.

Zink-Aspartat
Die Asparaginsäure, ein körpereigener Stoff, vermag das Zink ebenfalls

sehr schnell in die Zelle zu bringen. Zink-Aspartat gibt es in Tablettenform mit 50 Milligramm Gehalt, was zehn Milligramm Zink entspricht.

Die richtige Dosierung der Präparate

Verändern Sie die von Ihrem Arzt empfohlene Zinkdosierung nicht eigenmächtig

In der Regel wird Ihnen Ihr Arzt oder Heilpraktiker ein Zinkpräparat
empfehlen und Ihnen genaue Anweisungen für die Einnahme und Dosierung geben. Halten Sie immer Rücksprache mit ihm, da es sein
kann, daß die verabreichte Dosis im Laufe der Therapie erhöht oder
gesenkt werden muß.

Bei den ersten Anzeichen von Erkrankungen und in den verschiedenen Lebensphasen werden die in der Tabelle auf Seite 39 angegebe-
nen Zinkdosierungen empfohlen.

Nebenwirkungen

Grundsätzlich sind bei einer Zinkeinnahme im Rahmen der üblichen
therapeutischen Dosierungen keinerlei Nebenwirkungen zu befürch-
ten. 40 bis 50 Milligramm Zink pro Tag stehen bei verschiedenen
Krankheitsbildern durchaus auf der Tagesordnung und werden in der
Regel problemlos vertragen. Erst bei einer täglichen Zinkzufuhr von
150 bis 200 Milligramm könnte das Abwehrsystem in seiner Arbeit
gestört werden. Sie müssen jedoch immer bedenken, daß diese Angaben sich auf den reinen Zinkgehalt beziehen und nicht auf die Menge
des Zinkkomplexes in einer Tablette, in dem das Spurenelement gebunden ist.

Massive Zinkvergiftungen treten nur bei Personen auf, die Zink-oxiddämpfe, zum Beispiel am Arbeitsplatz, eingeatmet haben

Sie müßten also täglich 15 bis 20 Tabletten eines Präparats, das zehn
Milligramm reines Zink enthält, über einen längeren Zeitraum hinweg
zu sich nehmen, um eventuell negative Auswirkungen feststellen zu
können.

Bei einer Überdosierung treten unangenehmer Metallgeschmack auf
der Zunge, Kopfschmerzen, Müdigkeit, Übelkeit und Erbrechen auf.
Diese Beschwerden verschwinden innerhalb von einem Tag nach Nor-
malisierung der Einnahmemenge wieder.

Der Vollständigkeit halber sei noch erwähnt, daß Zink unter Umständen bei speziellen aktiven Autoimmunprozessen nicht verabreicht
werden darf. Das gilt auch bei schweren Nierenleiden oder akutem
Nierenversagen.

Die richtige Dosierung der Präparate

Anwendungsgebiet	Dosierung (in mg proTag)
Fruchtbarkeits- und Sexualstörungen	10 – 20
Hauterkrankungen, Diabetes mellitus, Lebeer- und Darmerkrankungen	20 – 30
Immunschwäche	20 – 30
In Wachstumsphasen oder bei -Störungen	10 – 30
Körperliche Anstrengungen, Sport	10 – 20
Mangelvorbeugung (Erwachsene)	10 – 20
Neuropsychiatrische Erkrankungen	10 – 20
Nierenerkrankungen	10 – 20
Rheuma	20 – 40
Schwangerschaft	10 – 20
Schwermetallvergiftung	30 – 40
Stillzeit	15 – 25
Wilsonsche Kupferspeicherkrankheit	20 – 40

Wer Zink gezielt gegen Beschwerden anwendet, sollte auf die richtige Dosis achten

Zinkpräparate vor dem Essen einnehmen

Achten Sie darauf, daß Sie Zink ungefähr eine Stunde vor dem Essen einnehmen, damit es im Darm vernünftig aufgenommen werden kann. Wie mehrere Untersuchungen gezeigt haben, hat es wenig Sinn, ein Zinkpräparat kurz vor, während oder nach einer Mahlzeit einzunehmen. Der Zinkgehalt im Blut steigt nur, wenn die empfohlene Einnahmezeit eingehalten wird.

Übrigens können Sie alle gängigen Zinkpräparate ohne weiteres zerstoßen oder die Kapsel öffnen, wenn Sie Probleme damit haben, Arzneien zu schlucken. Lösen Sie dann das Pulver in etwas Wasser oder Fruchtsaft auf.

Zinkallergie

Im Zusammenhang mit möglichen Vergiftungen muß noch einmal darauf hingewiesen werden, daß Zink im Körper kaum gespeichert oder in bestimmten Geweben angereichert werden kann. Bei deutlich erhöhtem Zinkspiegel sorgen körpereigene Regelmechanismen recht schnell und effektiv für die Ausscheidung der überschüssigen Metallmenge. Dennoch können Probleme bei der Zinkeinnahme auftreten,

Zink ist in der Anwendung ein unkritisches Mittel, um Mangelzuständen vorzubeugen und dem Organismus etwas Gutes zu tun

allerdings ist dafür nicht eine grundsätzliche Giftigkeit des Zinks verantwortlich, sondern eine Reaktion des Immunsystems. Wie Sie sicher schon gemerkt haben, ist von einer allergischen Reaktion auf das Spurenelement Zink die Rede. Theoretisch kann eine Fehlsteuerung des Immunsystems zu Überreaktionen auf alles führen, womit unser Organismus konfrontiert wird. Allergien auf Zink sind aber sehr selten und können leicht festgestellt werden.

Wechselwirkungen mit anderen Mitteln

Zink sollte nicht gleichzeitig mit Medikamenten oder Präparaten eingenommen werden, die Eisen oder Kupfer in therapeutisch relevanten Dosierungen enthalten. Eisen und Kupfer beeinträchtigen die Aufnahme von Zink, und Zink vermindert andererseits die Verfügbarkeit von Kupfer.

Sie sollten in solchen Fällen die einzelnen Präparate in Abständen von zwei bis drei Stunden einnehmen. Beeinträchtigungen des Stoffwechsels anderer Spurenmetalle wie Kupfer oder Eisen wurden erst bei einer langfristigen Einnahme von täglich mehr als 135 Milligramm Zink festgestellt.

Zink in der Homöopathie

Die Dosierung, Zubereitung und Verabreichungsart des jeweiligen Stoffes müssen vom Homöopathen richtig ausgewählt werden

Die Homöopathie ist ein eigenständiges Heilsystem, das auf der Entdeckung der sogenannten Ähnlichkeitsregel beruht. Für die Behandlung von Krankheiten werden Arzneien tierischen, pflanzlichen oder mineralischen Ursprungs verwendet.

Die Ähnlichkeitsregel besagt, daß ein in hoher Verdünnung eingenommener Stoff die Beschwerden heilen kann, die denen ähnlich sind, die ein gesunder Mensch bekommt, wenn er denselben Stoff unverdünnt über längere Zeit zu sich nimmt.

Zincum metallicum – die homöopathische Variante von Zink

Auch unser Spurenelement Zink hat schon sehr früh Einzug in den homöopathischen Arzneimittelschatz gehalten. Interessant ist, daß die Erkenntnisse, die die homöopathischen Behandler über Zink gesammelt haben, in der modernen Spurenelementforschung seine Bestätigung finden. Zink wird in der Homöopathie hauptsächlich bei

Zink in der Homöopathie

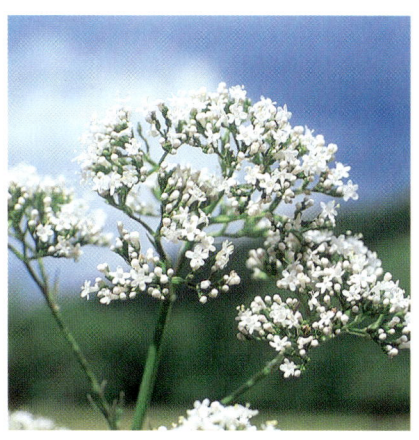

Nervenschwäche und nervöser Überreizung verabreicht. Menschen die Zincum metallicum, wie das reine und metallische Zink in der Homöopathie heißt, brauchen, sind meist überarbeitet, sehr empfindlich und neigen zu Zuckungen und Zittern am ganzen Körper. Sehr bezeichnend für den Zincum-Zustand ist, daß Beine oder Füße ständig bewegt werden müssen. Auch die Erschöpfung ist ein zentrales Problem des Zincum-Patienten. Zincum-Typen haben einen schmalen Körperbau, sind blaß, oft gesundheitlich angeschlagen, neigen zur Mutlosigkeit und glauben, den normalen Anforderungen des Alltags nicht mehr gewachsen zu sein. Alle Sinne reagieren überempfindlich auf Reizungen, sind aber dennoch in ihrer Funktion eingeschränkt. Geistig zeichnen sich Zincum-Patienten durch ein schwaches Gedächtnis und Konzentrationsstörungen aus. Frauen leiden unter unregelmäßiger Periode, die sich meist mit Niedergeschlagenheit, Nervosität und Schwäche ankündigt.

In Zincum valerianum ist auch homöopathischer Baldrian enthalten

Neben Euphrasia (Augentrost) zählt Zincum metallicum auch zu den wichtigsten homöopathischen Mitteln bei Augenleiden.

Zincum-Zustände können sich auch entwickeln, nachdem Hautausschläge, zum Beispiel mit Kortisonsalben, unterdrückt wurden.

Zincum metallicum wird meist in relativ niedrigen Potenzen – zwischen D 4 und D 10 – verordnet.

Zincum valerianicum (Zincum valerianum)

Ein sehr interessantes homöopathisches Mittel ist die Verbindung von Zink und dem Baldrianwirkstoff Isovalerianat im Zincum valerianicum. Dieses Mittel wirkt ganz besonders gut bei überreizten und geschwächten Nerven. Es hilft bei unruhigen Kindern mit Einschlaf- und Konzentrationsschwierigkeiten genauso gut wie bei älteren Menschen, die wegen Gedankenzudrang und nervösen Zuckungen nicht einschlafen können.

Zincum valerianicum ist deshalb oft Bestandteil naturheilkundlicher Nerven- und Beruhigungsmittel. Als Einzelmittel mit der Potenz D 4 dreimal täglich je fünf Globuli, die letzte Gabe direkt vor dem Schlafengehen, einnehmen.

Zink in Salben und Lotionen

Zink wird in Salben, Lotionen und Sprühpräparaten bei der Wundversorgung und Hautpflege sehr geschätzt. Allein in Deutschland bieten mehrere Arzneimittelhersteller weit über zehn Salbenpräparate an, die als Hauptwirkstoff Zinkoxid enthalten. Zinkoxid wirkt stark adstringierend, das heißt zusammenziehend, so daß sich die Wundränder schneller schließen und abheilen können. Manchen Präparaten werden noch andere Inhaltsstoffe beigemischt, die die Heilwirkung des metallischen Bestandteils fördern. So ist zum Beispiel der Lebertran als Salbenzusatz sehr beliebt. Er enthält die Vitamine A und D3, die bei der Wundheilung und der Bildung von neuem Hautgewebe hilfreich sind. Auch Kamillenwirkstoffe können Sie in solchen Zinkheilsalben finden. Kamille wirkt entzündungshemmend und nimmt dadurch den Schmerz.

Wird die Zinksalbe sofort aufgetragen, wenn erste kleine Hautrötungen sichtbar werden, kann meist Schlimmeres verhindert werden

Zinksalben werden erfolgreich angewendet bei: Nichtinfizierten, also nicht eiternden Wunden, auch wenn diese recht großflächig sind, Schürfwunden, Verbrennungen ersten und zweiten Grads und Sonnenbrand. Es muß aber nicht gleich eine Wunde oder Verbrennung vorliegen, um die Heilwirkungen der Zinksalbe zu nutzen. Bei Hautausschlägen und Ekzemen lindert die Zinksalbe schnell und effektiv die Beschwerden. Einrisse der Haut (Fissuren und Rhagaden) können genauso damit behandelt werden wie größere Schrunden und Abschilferungen.

Juckende Ekzeme am After sprechen ebenfalls gut auf Zinksalben an. Auch eine durch ständige Feuchtigkeit oder Aufscheuern wund gewordene Haut ist eine Indikation für Zinksalben, -pasten und -sprays. Bei Windeldermatitis der Säuglinge bewährt sich die Zinksalbe genauso gut wie bei älteren und bettlägerigen Menschen, die zum Wundliegen neigen. Wird die Salbe schon bei der ersten kleinen Hautrötung aufgetragen, läßt sich meist Schlimmeres verhindern.

Bei Ulcus cruris, also offenen Beinen aufgrund fortgeschrittener Venenschwäche und -entzündung, trägt man Zinkheilpaste zum Abdecken der dünnen, empfindlichen Haut messerrückendick auf, um sie zu schützen. Frostbeulen, Erfrierungen und Sonnenbrand können ebenfalls mit Zinkcremes behandelt werden. Nach einer aggressiven Strahlenbehandlung, wie sie beispielsweise in der Krebstherapie

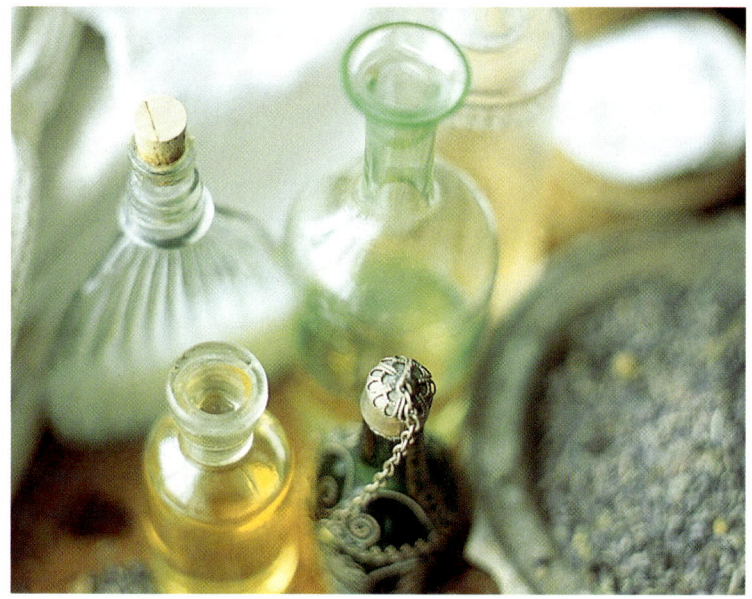

Aus Zinkoxid und einem hochwertigen Pflanzenöl lassen sich wirksame Salben und Lotionen herstellen

manchmal angewendet wird, kann anschließendes Auftragen von Zinkpasten die Schrumpfung der Haut und die Narbenbildung verhindern. Infizierte Wunden reinigt man zuerst vorsichtig mit einem geeigneten Mittel und überdeckt schließlich die Wunde gleichmäßig mit einem Zinkspray. Diese Vorgehensweise ist berührungsfrei und deshalb sehr hygienisch.

Zinksalben selbst herstellen
Zinkoxid ist ein weißes Pulver, das mit jeder beliebigen Salbengrundlage vermischt werden kann, so daß eine streichfähige Paste entsteht. Da Zinkoxid die Haut ein wenig austrocknet, ist es sinnvoll, als Salbengrundlage oder Beimischung ein hochwertiges, fettes Pflanzenöl zu verwenden. So ergibt sich aus einer Mischung, die zu gleichen Gewichtsanteilen aus Zinkoxidpulver und Mandelöl besteht, eine gute Heilsalbe für nichtinfizierte Abschürfungen, Ekzeme oder Ausschläge mit entzündeten Hautpartien. Sie können sowohl das Zinkoxidpulver als auch eine bereits fertig verrührte weiche Zinkpaste in Ihrer Apotheke beziehen.

Zinkbedarf und Zinkversorgung

Folgende Creme eignet sich ganz hervorragend als Nachtcreme, gegen Hautunreinheiten, gerötete Haut und für Männer, die nach dem Rasieren unter empfindlicher Haut leiden:

50 g weiche Zinkpaste
30 g Avocadoöl

Wenn Sie Zinksalben zur Wundheilung nutzen, können Sie Zink auch in Tablettenform einnehmen, um den inneren Heilungsprozeß zu unterstützen

Erwärmen Sie die Zinkpaste im Wasserbad bis sie weich wird und schmilzt. Etwa bei einer Temperatur von 60° Celsius das Avocadoöl unter die Zinkpaste mengen und noch kurzzeitig erhitzen. Schließlich vom Herd nehmen und bis zum Erkalten verrühren. So entsteht eine homogene Creme von feiner Konsistenz. Statt Avocadoöl kann man auch süßes Mandelöl oder das teurere, aber sehr wertvolle Traubenkernöl verwenden.

Gegen vereinzelte Pickel und Mitesser eignet sich folgende Mischung:

50 g weiche Zinkpaste
2 gestr. EL Heilerde
3 Tr Pfefferminzöl

Die Zinkpaste im Wasserbad zum Schmelzen bringen. Dann die Heilerde untermischen und bis zum Erkalten weiterrühren. Erst wenn die Salbe abgekühlt ist, geben Sie das ätherische Pfefferminzöl dazu, damit es sich nicht so leicht verflüchtigt. Die fertige Pickelsalbe gezielt auf die betroffenen Stellen streichen und über Nacht einwirken lassen. Diese Creme trocknet Pickel und Mitesser aus, ohne daß man durch Ausdrücken Entzündungen riskiert. Allerdings sollten Sie diese Salbe nicht flächig auf dem ganzen Gesicht verteilen, da sie die Haut

EL = Eßlöffel
g = Gramm
gestr. = gestrichen
Msp = Messerspitze
Tr = Tropfen

zu stark austrocknet. Will man mit der Mischung das Hautbild klären und größere Bereiche damit einstreichen, dann sollte man vorher etwas Fettcreme dünn auftragen.

Zinkmaske für großporige Haut:

1 EL Bolus alba
1 EL Talkum
2 Msp Zinkoxid

Bolus alba ist sehr fein geschlämmte weiße Tonerde, die aufsaugende und entgiftende Eigenschaften aufweist und die Haut strafft. Talkum ist ein mineralisches Pulver, das die entzündungshemmende und hautberuhigende Wirkung von Zinkoxid noch zusätzlich unterstreicht. Es nimmt Öl und Fett gut auf und reinigt dadurch die Haut. Alle Zutaten erhalten Sie in der Apotheke. Die Pulver vermischen und mit warmem Wasser anrühren, so daß eine gut streichfähige, zähflüssige Masse entsteht. Nun zunächst die Haut mit ein wenig Öl oder Fettcreme vorbehandeln und die Maske mit der Hand oder einem breiten, weichen Pinsel auftragen. Die empfindliche Augenpartie bitte freilassen. Nach circa 20 Minuten wird die Maske hart. Nun zum Erweichen eine feuchtwarme Kompresse auflegen und nach ein paar Minuten alles mit reichlich warmem Wasser abwaschen. Abschließend die Haut wieder mit ein wenig Fettcreme einschmieren. Diese Maske wirkt zusammenziehend und hautstraffend, sollte aber nicht zu oft angewendet werden. Sie ist besonders gut für großporige Haut geeignet, fördert die Durchblutung und gibt ein gutes Hautbild.

Kapitel 3

Gesund und fit mit Zink

Wenn es uns an Zink mangelt

Die ersten Anzeichen

Ein Zinkmangel kann sich in den verschiedensten Symptomen äußern. Oft zeigt sich zunächst nur ein Nachlassen der allgemeinen Leistungsfähigkeit und eine leichte Einschränkung des Wohlbefindens. Starke Arbeitsbelastung, Streß, Hektik, die täglichen Probleme des Alltags, eine leichte Magenverstimmung – tausend Gründe für das Unwohlsein scheinen näher zu liegen als ein latenter Zinkmangel. Auch bei einer ständigen Erkältung, immer wiederkehrenden Infektionen von Magen, Darm und Blase oder anderen Organen, die auf ein geschwächtes Immunsystem hinweisen, denkt man in der Regel nicht an einen Zinkmangel.

Sprödes Haar, brüchige Fingernägel und immer wiederkehrende Infektionen können die ersten Anzeichen eines Zinkmangels sein

Wie wir bereits wissen, ist Zink für jede Körperzelle wichtig, von einem Mangel sind demnach natürlich besonders die Zellen betroffen, die eine hohe Zellteilungsrate haben. Darum wird der Zinkmangel auf der Haut und den Hautanhangsgebilden, nämlich den Haaren und Nägeln, sichtbar. Hautrisse an den Körperöffnungen, wie beispielsweise in den Mundwinkeln, brüchige Fingernägel und spröde, stumpfe Haare treten bei Zinkmangel relativ schnell auf. Sogar der Haarausfall kann durch Zinkeinnahme häufig verbessert werden und gilt, neben anderen möglichen Ursachen, als Folge eines bestehenden Zinkmangels. Eine schlechte Haarqualität und ein frühzeitiges Ergrauen sind die ersten Alarmsignale für das Defizit.

Zink ist auch für die Gewebsneubildung nach Verletzungen außerordentlich wichtig, deshalb sind Wundheilungsstörungen regelmäßige Begleit- und Hinweiserscheinungen auf einen Zinkmangel. Grundsätzlich neigt die Haut zu Trockenheit und Schuppenbildung, wenn Zink fehlt. Denken Sie also an Zink, wenn Sie mit Ihrer Haut Probleme

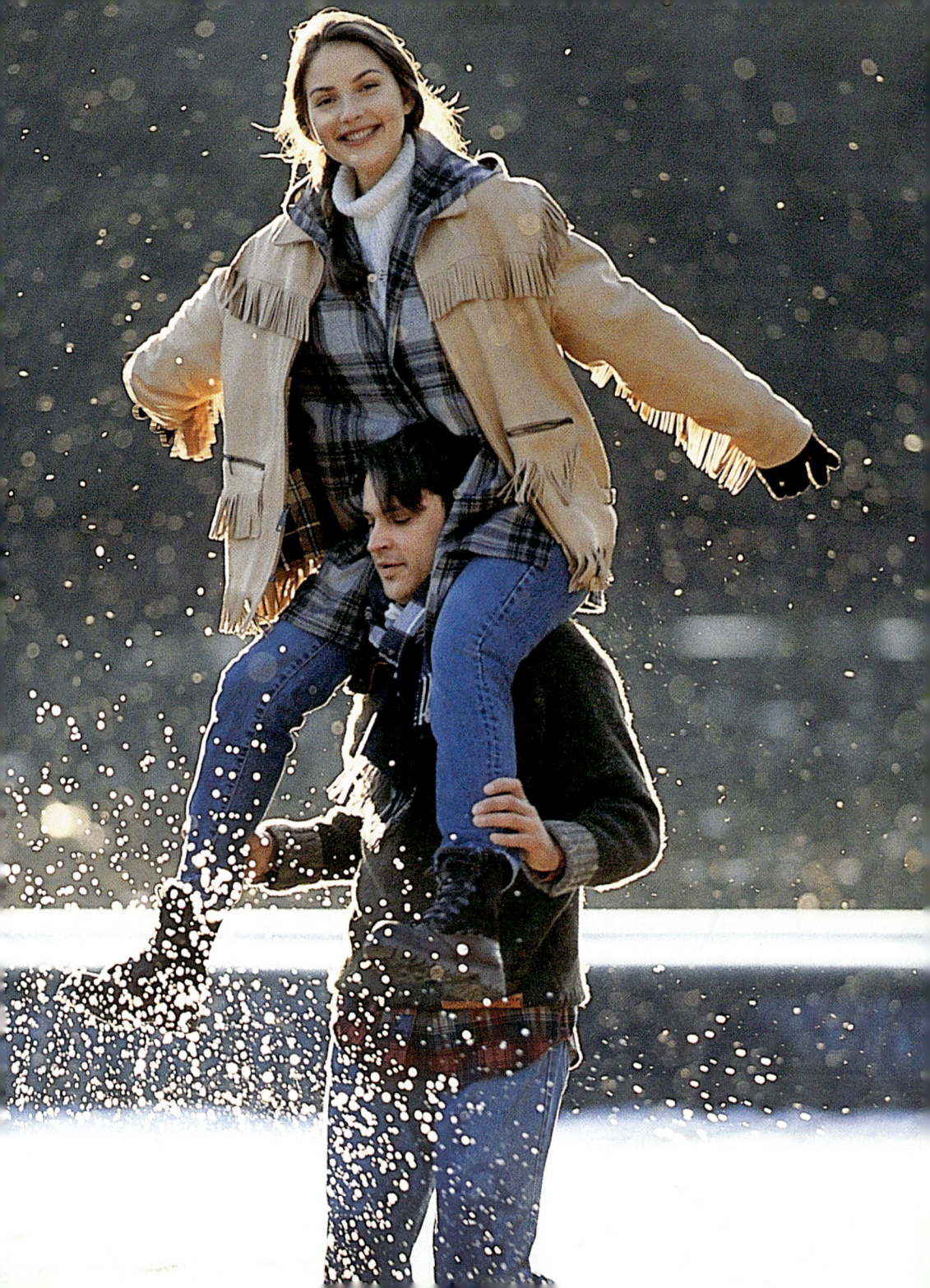

haben und kleine Verletzungen schlecht heilen. Übrigens sollten auch Menschen, die an offenen Beinen oder wundgelegenen Hautbereichen leiden, Zink einnehmen, da sie dadurch den Heilungsprozeß fördern können.

Appetitlosigkeit, depressive Verstimmung und unerklärbarer Gewichtsverlust sind ebenfalls Anzeichen von Zinkmangel. Störungen des Geruchs- und Geschmacksempfindens sollten Sie dann endgültig alarmieren und an die Einnahme eines Zinkpräparats denken lassen. Verschlechtertes Sehen in der Dämmerung und Nachtblindheit sind ein weiteres Alarmsignal.

Symptome des Zinkmangels auf einen Blick
- Aggressivität
- Antriebslosigkeit
- Appetitlosigkeit
- Depressive Verstimmung
- Einrisse um die Körperöffnungen
- Erhöhte Infektanfälligkeit
- Geruchs- und Geschmacksminderung
- Gewichtsverlust
- Haarausfall (Kopfhaare, Wimpern, Augenbrauen)
- Menstruationsstörungen
- Nachtblindheit
- Trockene, schuppende Haut
- Wundheilungsstörungen

Klinische Manifestationen des Zinkmangels

Über Befindlichkeitsstörungen hinausgehend kann sich eine mangelnde Zinkversorgung durchaus auch in massiveren, klinisch feststellbaren Symptomen äußern, die rechtzeitig mit Zink behandelt werden müssen, um bleibende Schäden zu vermeiden.

Wachstumsstörungen bis hin zum Wachstumsstillstand, Akrodermatitis enteropathica, Kachexie (Auszehrung und Schwäche), Beeinträchtigungen des Knochenwachstums, Schwerhörigkeit, Anämie (Blutarmut), Blutbildungs- und Blutgerinnungsstörungen, erhöhte Neigung

Wenn es uns an Zink mangelt

zur Tumorbildung, Unterentwicklung der Geschlechtsorgane, Un- fruchtbarkeit, mangelnde Spermienbildung und Impotenz komplet- tieren das Gruselkabinett eines klinisch manifesten Zinkmangels. Doch seien Sie beruhigt, Zinkunterversorgungen mit derartig weitrei- chenden Folgen kommen äußerst selten vor.

Zinkbestimmung aus Blut oder Haaren

Was sollte nun nach dem Gehörten näherliegen, als bei Befindlich- keitsstörungen und diffusen Krankheitsanzeichen den Zinkstatus im Körper bestimmen zu lassen? Tatsache ist, daß es leider gar nicht so einfach ist, brauchbare Zinkwerte zu erhalten, die auf die Versorgung des ganzen Körpers schließen lassen. Meßgeräte, die empfindlich ge- nug sind, um die Zinkkonzentrationen festzustellen, sind sehr teuer. Sogenannte Atomabsorptionsspektrometer sind in der Lage, noch ein milliardstel Gramm des jeweiligen Spurenelements zu messen, aber nur die großen Labors verfügen über diese Meßeinrichtungen und müssen ihre Untersuchungen auch entsprechend abrechnen.

Das nächste Problem ist, das richtige Körpersubstrat für die Zinkbe- stimmung auszuwählen, um Werte zu erhalten, die für den ganzen Or- ganismus repräsentativ sind. Urin als Untersuchungsmedium fällt weg, denn Zink wird nur bei einer sehr guten Zinkversorgung oder krankheitsbedingt über die Nieren ausgeschieden. Bleibt eigentlich nur noch das Blut für eine einigermaßen sinnvolle Untersuchungen. Denn 98 Prozent des gesamten Zinks im Organismus befinden sich innerhalb von den Körperzellen. Untersuchungen von Blutserum oder -plasma, also den flüssigen Bestandteilen des Bluts, sind unsinnig, weil im Blut, ähnlich wie im übrigen Körper, circa 90 Prozent des Zinks in den Blutkörperchen enthalten sind. Deshalb wird für die Zinkanalytik Vollblut verwendet, obwohl sich nach der Blutabnahme, bei der Lagerung und beim Transport das Zink bereits mit den flüssi- gen und festen Blutbestandteilen durch das Platzen von Blutzellen vermischt. Dennoch besteht ein relativ enger Zusammenhang zwi- schen der Zinkmenge im Vollblut und den Blutzellen, so daß die Meßergebnisse durchaus Rückschlüsse auf den Zinkstatus des ge- samten Organismus erlauben. Zudem ist jede Blutuntersuchung nur eine Momentaufnahme, die sich vielleicht wenige Stunden nach der Blutentnahme schon wieder geändert haben könnte. Faktoren wie

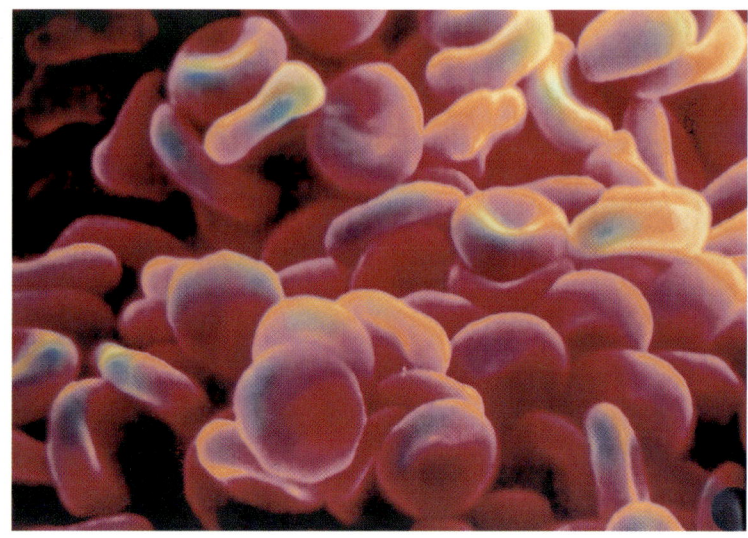

Der Großteil des Zinks im But ist in den Blutkörperchen gespeichert

Tageszeit, momentane Streßsituation, aktuelle Ernährungslage, hormonelle Einflüsse oder der Eiweißstatus des Blutserums zum Zeitpunkt der Blutentnahme beeinflussen das Meßergebnis stark. Um einen wirklichen Eindruck von der Zinkkonzentration im Körper zu erhalten, müßte diese Untersuchung deshalb in Abständen wiederholt werden. In der Frühdiagnostik scheitern diese mehrmaligen Laboruntersuchungen bei unspezifischen Befindlichkeitsstörungen leider an den Kosten für die Analyse. Erst bei massivem und gezieltem Krankheitsverdacht sind die Kostenträger eventuell bereit, auch mehrere Messungen zu bezahlen.

Die Haaranalyse

Eine weitere Möglichkeit der Mineral- und Spurenstoffbestimmung ist die Haaranalyse. Der Mineralgehalt in den Haaren ist keinen so kurzfristigen Schwankungen unterworfen wie das Blut, so daß die Haaranalyse ein gutes Durchschnittsbild des Mineralhaushalts ergibt. In den Haaren werden mehr als 30 Mineralien, Spurenelemente und gegebenenfalls auch Giftstoffe über einen Zeitraum von etwa drei Monaten gespeichert. Die Haaranalyse, die ebenfalls mit modernster Labor- und Computertechnik durchgeführt wird, erlaubt also einen

Wenn es uns an Zink mangelt

langfristigeren Überblick über die Mineralstoffsituation eines Menschen. Auch bei dieser Methode ist es nicht leicht, von der Zinkkonzentration im Haar auf den Zinkstatus der verschiedenen Körperfunktionen zu schließen. Vage Aussagen, in welche Richtung denn die Mineralversorgung tendiert, sind aber durchaus möglich. Leider können Verunreinigungen der Haare durch Umwelteinflüsse, Haarfärbemittel oder chemische Dauerwelle die Meßergebnisse empfindlich verfälschen. Die Kosten für eine Haaranalyse werden von den Kassen nicht getragen. Sie belaufen sich, je nach Labor, auf 250 bis 600 Mark. Für die Analyse müssen Sie einfach Haare in der Menge eines Eßlöffels in einer vom Labor gestellten Tüte dorthin zurückschicken. Wie Sie die Haare schneiden und welches Haar benötigt wird, sagt Ihnen eine genaue Anleitung des beauftragten Labors.

Um eine exakte Zinkbestimmung zu erhalten, muß auf dem Gebiet der Spurenelementforschung noch viel getan werden

Die verschiedenen Ursachen des Zinkmangels

Zinkmangel kann die verschiedensten Ursachen haben. Nicht nur eine denaturierte Nahrung, sondern auch eine verminderte Aufnahme des Spurenelements durch den Körper kommen dafür in Frage.

Schlechte Zinkversorgung

Zink muß über die Nahrung aufgenommen werden und wird im Körper kaum gespeichert. Am besten wird es absorbiert, wenn es an Eiweißbausteine gebunden ist, über die es von der Darmschleimhaut ins Blut transportiert werden kann. Allerdings nehmen die meisten Vegetarier immer noch mehr Zink über das Essen auf als die typischen Fast-Food-Konsumenten. Industrielle Herstellungs-, Konservierungs- und Zubereitungsmethoden führen zu einer Verarmung der Nahrungsmittel an Mineralstoffen, Spurenelementen und Vitaminen aller Art.
Die zum Erwärmen der Speisen weit verbreitete Mikrowelle steht übrigens im Verdacht, durch die extrem hohe Energie, die die Moleküle in Nahrungsmittel in heftige, erhitzende Schwingungen versetzt, Eiweißstrukturen zu verändern. Dies würde auch bedeuten, daß Nährstoffe aus in Mikrowellen erhitzter Nahrung schlechter aufgenommen werden könnten.
Einleuchtend ist auch, daß Fastenkuren oder spezielle Diäten zu einer Zinkunterversorgung des Organismus führen können. Ein- bis zweiwöchige Frühjahrskuren bringen den Zinkstoffwechsel sicher nicht

nachhaltig aus dem Gleichgewicht, dennoch wäre eine Nahrungser-gänzung mit Zink vorteilhaft, da gerade während einer Fasten- und Entschlackungskur der Körper auf Hochtouren arbeitet, um über-schüssiges Fett und abgelagerte Giftstoffe loszuwerden.

Problematischer wird die Zinkversorgung bei mehrwöchigen, auch ärztlich kontrollierten Kuren, bei starkem Übergewicht oder bei aller-giebedingten Diäten. Wer zum Beispiel wegen einer Milcheiweißaller-gie auf Milch und Käse verzichten muß, sollte an eine zusätzliche Zinkversorgung denken.

Jede einseitige Ernährungsform beinhaltet die Gefahr einer mangel-haften Versorgung mit Zink und anderen Vitalstoffen. Dabei neigen vor allem ältere Menschen zu einer einseitigen Ernährung. Hier spielen mangelnder Appetit, ein schlechter Gebißzustand, lebenslange Ge-wohnheiten, Lethargie oder Verdauungsschwäche oft eine große Rol-le. Deshalb sollte man gerade im Alter in Hinblick auf die Sehkraft und die ohnehin fortschreitende Stoffwechselverlangsamung auf eine ausreichende Zinkversorgung achten.

Schlechte Zinkaufnahme, erhöhte Ausscheidung und Zinkräuber

Neben der mangelhaften Zinkversorgung ist natürlich auch die schlechte Zinkaufnahme ein möglicher Grund für Mangelerscheinun-gen. Allerdings sind diese Faktoren nicht immer eindeutig voneinan-der abzugrenzen, sondern bedingen sich teilweise gegenseitig. So ist zum Beispiel eine sehr fett- und zuckerhaltige Nahrung einerseits ex-trem zinkarm und hemmt andererseits zusätzlich die Zinkaufnahme im Darm.

Bei verschiedenen Krankheiten und sport-licher Aktivität kann es zu einer erhöhten Zink-ausscheidung kommen

Phosphathaltige und sehr kalziumreiche Nahrungsmittel bremsen die Zinkaufnahme: Limonaden und Softeis sind deshalb Zinkräuber er-ster Güte! Kalzium und Phosphate bilden im Dünndarm Komplexe mit Zink, die der Körper nicht mehr verwerten kann. Deshalb sollten auch Osteoporose-Patienten, die auf kalziumreiche Ernährung achten, Zink in erhöhtem Maße zuführen, um eine Mangelsituation zu vermeiden! Menschen, die einer hohen Schwermetallbelastung (Kupfer, Blei, Quecksilber) ausgesetzt sind, können Zink ebenfalls nur schlecht auf-nehmen, weil die Metalltransport-Eiweiße und die Bindungsstellen für Metalle an der Darmschleimhaut dann bereits besetzt sind. Und schließlich gibt es auch noch eine ganze Reihe von Krankheiten, die

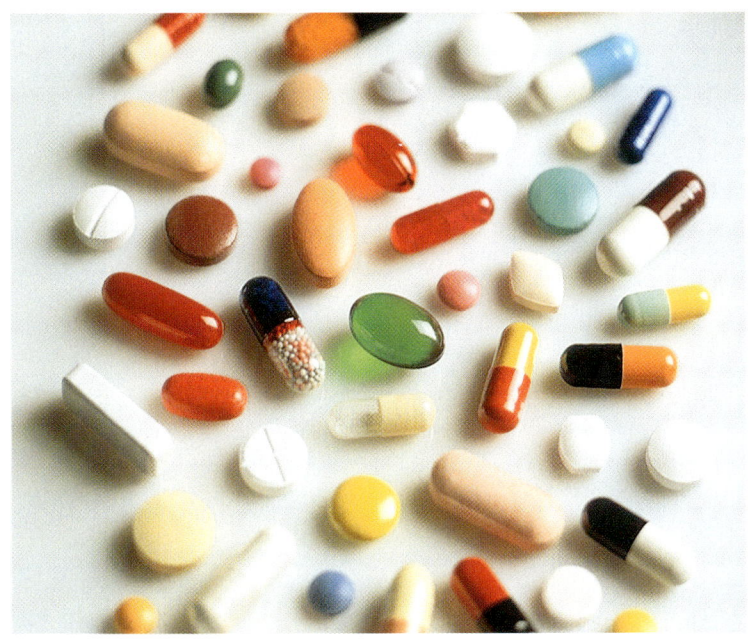

Auch die regelmäßige
Einnahme von Medika-
menten kann zu einem
Zinkmangel führen

die Zinkabsorption im Darm behindern. Im groben Überblick sind dies alle chronisch entzündlichen Darmerkrankungen, Pankreasschwäche und angeborene Aufnahmestörungen. Zudem können Erkrankungen zu einer erhöhten Ausscheidung von Zink führen. Dies ist auch der Fall bei den Leistungssportlern, die den Zink über den Schweiß abgeben. Daran sollten auch passionierte Saunagänger denken und ihren Zinkspiegel durch geeignete Nahrungsmittel oder Tabletten anheben.

Verringerte Zinkaufnahme durch Medikamente

Ein weiterer Faktor, der zu Störungen im Zinkhaushalt führen kann, ist der Konsum von verschiedenen Medikamenten. Indirekte Zinkräuber sind zum Beispiel Abführmittel (Laxantien). Sie gehören in Deutschland nach den Schmerzmitteln zu den meistverkauften Pharmazeutika. Wer ständig abführende Medikamente einnimmt, muß definitiv mit Zinkmangel rechnen, weil die Darmpassage der Nahrungsmittel so kurz ist, daß dem Organismus gar nicht genug Zeit bleibt, Zink und andere Nährstoffe aufzunehmen.

Andere Medikamente drücken den Zinkspiegel entweder durch die Bildung unlösbarer Komplexe, indem sie die Verteilung von Zink im Körper stören oder die Ausscheidung des Zinks durch den Stuhl und Urin erhöhen. Neben den Abführmitteln wirken sich folgende Medikamentengruppen negativ auf den Zinkhaushalt aus:

- Hormonpräparate wie Antikonzeptiva (Pille)
- Corticoide (Nebennierenrindenhormone, zum Beispiel Kortison)
- Tetracycline (Breitbandantibiotika)
- Isoniazid (Tuberkulosemittel)
- Chelatbildner (DMPS, EDTA, dienen der Schwermetallausleitung)
- Antimetaboliten (künstliche Stoffe, die den Platz natürlicher Substanzen einnehmen, um Prozesse gezielt zu stoppen, so zum Beispiel einige Antikrebsmittel)
- Diuretika (Medikamente, die die Harnflut künstlich steigern, zum Beispiel Lasix)

Krankheiten mit erhöhtem Zinkmangelrisiko oder Zinkbedarf

Bei jeder Art von Zerstörung des Gewebes unterstützt Zink den Heilungsprozeß

Nachfolgend möchten wir Ihnen gerne eine Übersicht über die wichtigsten zinkrelevanten Erkrankungen geben. Bevor wir uns den inneren Erkrankungen zuwenden, die entweder durch erhöhten Verbrauch, schlechte Aufnahme oder vermehrte Ausscheidung den Zinkhaushalt beeinträchtigen, soll kurz auf zwei »Ausnahmzustände« eingegangen werden: Umfangreiche Verbrennungen und Operationen. Bei beiden Prozessen kommt es durch wäßrige Absonderungen bzw. Blutungen zum Zinkverlust über Körperflüssigkeiten. Zudem laufen die regenerativen Prozesse auf Hochtouren, und es wird sehr viel Zink für die Neubildung von Hautgewebe und die Wundheilung verbraucht. Deshalb darf bei Verätzungen der Haut, chronischen Entzündungsprozessen im Körper und größeren Eiterbildungen der hohe Zinkbedarf nicht vernachlässigt werden.

Innere Erkrankungen mit verminderter Zinkaufnahme

Bei entzündlichen Darmerkrankungen kann Zink nicht ausreichend vom Organismus aufgenommen werden

Bei der Akrodermatitis enteropathica kann Zink aufgrund eines Gendefekts nur sehr schlecht über den Darm aufgenommen werden. Auch können nicht richtig arbeitende Enzyme für die Aufnahmestörung verantwortlich sein. Leicht einsehbar ist, daß Nährstoffe weniger gut absorbiert werden, wenn die Darmwand in irgendeiner Form geschädigt ist. Folglich muß bei angeborenen Darmwandanomalien, Darmfisteln und chronischen Darmentzündungen mit schlechter Zinkaufnahme gerechnet werden. Krankheiten wie Morbus Crohn oder Colitis ulcerosa gehen mit Darmentzündungen einher und können ein sogenanntes Malabsorptionssyndrom, also Folgeerscheinungen einer schlechten Nährstoffaufnahme, hervorrufen.

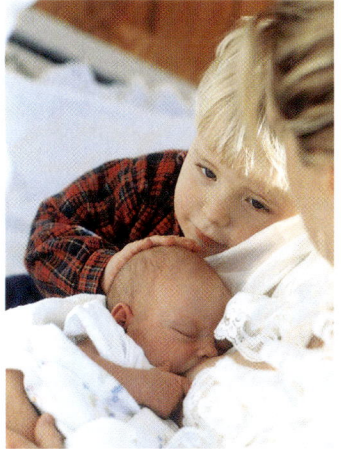

Bei der meist im Kleinkindalter auftretenden Zöliakie führt eine Allergie auf das Klebereiweiß des Weizens, das Gluten, zu heftigen, fetthaltigen Durchfällen. Zink wird über Komplexbildungen mit Fett und Phosphat auch bei dieser Krankheit vermehrt ausgeschieden.

Fettreiche Stühle bedingen auch bei chronischen Pankreaserkrankungen einen Zinkverlust. Außerdem fehlt es dann an den im Saft der Bauchspeicheldrüse enthaltenen metallbindenden Proteinen für den Zinktransport.

Bei einer konsequenten, glutenfreien Ernährung finden Kinder zu körperlichem und seelischem Wohlbefinden zurück

Krankheiten mit erhöhtem Zinkverlust

Schlechte Zinkaufnahme und gleichzeitiger Verlust durch Ausscheidungen gehen bei vielen Erkrankungen Hand in Hand. Auch Nierenleiden, Leberschäden, Diabetes mellitus, Blutkrankheiten und bösartige Erkrankungen führen aufgrund vermehrter Ausscheidungen zu einer ungenügenden Zinkversorgung des Organismus. Zink wird entweder zuviel über Urin und Stuhl ausgeschieden, oder es kommt zum Zinkverlust durch schnelles und vermehrtes Absterben von Zellen. Tumore und einige Formen der Anämie (Blutarmut) sind Krankheiten, die die bedarfsgerechte Zinkverteilung im Körper stören und mit Zelluntergang einhergehen.

Alkoholismus führt einerseits durch Leberschädigung zu Zinkverlusten, andererseits wird Zink über die vermehrte Harnflut übermäßig ausgeschieden.

Krankheiten mit erhöhtem Zinkverbrauch

Vor allem bei Entzündungsprozessen und akuten Infektionen wird viel Zink für die Reparatur des betroffenen Gewebes und für den Abwehrkampf gegen Erreger und Entzündungsstoffe verbraucht. Was bedeutet, daß bei den meisten der oben angeführten Krankheiten nicht nur

URSACHEN DES ZINKMANGELS IM ÜBERBLICK

Verminderte Zinkzufuhr
Einseitige Ernährung
Fastenkuren, Diäten
Fast-Food-Essen
Intravenöse Ernährung
Zivilisationskost

Schlechte Zinkaufnahme
Aufnahmestörungen (Akrodermatitis enteropathica,
Enzymdefekte etc.)
Chronische Darmerkrankungen (Morbus Crohn, Zöliakie,
Colitis ulcerosa)
Darmparasiten
Einnahme verschiedener Medikamente
Eiweißmangelkost
Erkrankungen der Bauchspeicheldrüse
Phosphat- und kalziumreiche Nahrung
Schwermetallbelastungen
Stark fett- und zuckerhaltige Nahrung

Vermehrte Zinkausscheidung
Alkoholismus
Blutverlust, auch innere Blutungen
Bösartige Tumore
Diabetes mellitus
Einnahme verschiedener Medikamente
Entzündungsprozesse
Hämolytische Anämie
Herzinfarkt
Leber-, Nieren- und
Pankreaserkrankungen
Operationen, Verletzungen
Übermäßiges Schwitzen (Sport, Sauna)

Auch die Kombination mehrerer Ursachen kann für einen Zinkmangel verantwortlich sein

URSACHEN DES ZINKMANGELS IM ÜBERBLICK

Erhöhter Zinkbedarf
Akute und chronische Infekte
Bei Wunden und Verbrennungen
Fortgeschrittenes Alter
Leistungssport
Rekonvaleszenz
Rheumatische Erkrankungen und Arthritis
Schwangerschaft und Stillzeit
Wachstumsphasen

Risikogruppen
Alkoholiker
Diabetiker
HIV-Infizierte, AIDS-Patienten
Krebspatienten
Leistungssportler
Patienten, die bestimmte Medikamente
einnehmen müssen
Patienten mit chronischen Lebererkrankungen
Patienten mit chronischen,
entzündlichen Darmleiden
Patienten mit Eßstörungen (Bulimie, Magersucht)
Patienten mit Glutenunverträglichkeit (Zöliakie)
Patienten mit Störungen der
Bauchspeicheldrüsenfunktion
Personen mit einseitiger Ernährung
Rekonvaleszente (Genesungszustand
nach schweren Erkrankungen)
Rheumapatienten
Schwangere, Stillende
Senioren
Veganer (Vegetarier, die keinerlei
tierische Produkte essen)

Besonders Menschen, die sich zu zwei oder mehreren Risikogruppen zählen, sollten sich um eine ausreichende Zinkzufuhr kümmern

eine schlechte Zinkaufnahme und vermehrte Ausscheidung, sondern auch ein erhöhter Verbrauch die Zinkbilanz im Körper ungünstig beeinflussen.

Bei chronisch und akut entzündlichen Erkrankungen der Gelenke wie Rheuma und Arthritis sollte man genauso an Zink denken, wie bei akuten bakteriellen oder viralen Infekten.

Schöne Haut und gesundes Haar

Die Haut umhüllt unseren Körper auf einer Gesamtfläche von etwa zwei Quadratmetern. Sie schützt uns vor äußeren Einwirkungen, gibt dem Gewebe Form und Halt und ist ein wichtiges Ausscheidungsorgan für den Stoffwechsel. Natürliche Fettabsonderungen und das

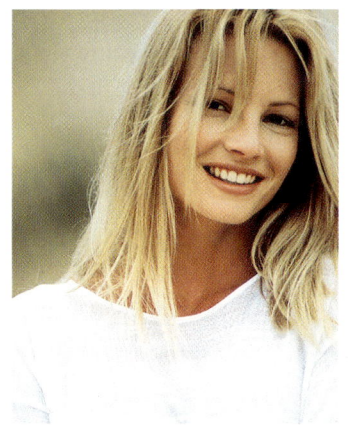

leicht saure Milieu der Hautoberfläche (Säureschutzmantel) schützen uns vor den Angriffen von Bakterien, Viren, Parasiten oder chemischen Reizstoffen.

Oberhaut, Lederhaut und Unterhautgewebe sind die drei Schichten dieses Organs, das etwa zehn Prozent des Gesamtkörpergewichts ausmacht. Millionen von Haarbälgen, Talg- und Schweißdrüsen, Blutgefäßen und Nervenendigungen sind in das Hautgewebe eingebettet. Mit dem Tastsinn bildet unsere Haut die wichtigste Kontaktstelle zur Außenwelt. Wärme, Kälte, Berührung oder die Struktur von Oberflächen können wir nur wahrnehmen, weil Millionen Tastkörperchen, Schmerzsensoren, Wärme- und Kälterezeptoren ständig Signale von der Haut in unser Gehirn senden.

Der natürliche Säureschutzmantel verhindert das Eindringen von Bakterien in die Haut

Das Vitamin D oder Calciferol, auch als antirachitischer Faktor bezeichnet, kann nur in der gesunden Haut unter Einwirkung des natürlichen UV-Anteils des Sonnenlichts entstehen. Ein Mangel führt zu Wachstums- und Hormonstörungen, Knochenfehlbildungen und Osteoporose. Darüber hinaus gibt uns eine glatte und reine Haut ein gesundes Aussehen. Zink ist in den Hautzellen in relativ hoher Konzentration vorhanden, weil sich die Haut ständig erneuern muß, um ihren Aufgaben gerecht werden zu können. Hautzellen werden ständig von der Oberhaut abgestoßen und vom Unterhautgewebe her pausenlos nachproduziert. Hautzellen haben also eine sehr hohe Zellteilungsrate, und genau für solche Zellen ist Zink besonders wichtig.

Schöne Haut und gesundes Haar

Zink bei Akne

Es hat sich herausgestellt, daß auch bei unreiner Haut und Akne das Hautbild durch die Nahrungsergänzung mit Zink häufig erheblich verbessert werden konnte. Zink ist deshalb gerade für Jugendliche, die in der Pubertät unter unreiner Haut und Pusteln leiden, eine große Hilfe. Natürlich sollten sich die Betroffenen auf jeden Fall bei einem Arzt oder Heilpraktiker über weitere Behandlungsmöglichkeiten informieren, denn die richtige Ernährung und Hautpflege spielen bei der Pubertätsakne ebenfalls eine sehr große Rolle. Vor allem Süßigkeiten, zuckerhaltige Lebensmittel wie Limonade, Cola und Ketchup sowie scharfe Speisen sollten gemieden werden. Zink kann einen wichtigen Beitrag zu einer schöneren Haut durch die Optimierung der Hautfunktion leisten.

Zink erhöht die Funktionsleistung unserer Haut

Zink bei glanzlosem Haar

Auch in den Haarwurzeln ist Zink in besonders hoher Konzentration vorhanden. Als Bestandteil wichtiger strukturbildender Proteine ist es ganz wesentlich am Aufbau der Haare beteiligt. Die Haare sind deshalb sehr früh von einem Zinkmangel betroffen. Wenn Ihr Haar stumpf und glanzlos, dünn und brüchig wird, sollten Sie an die Möglichkeit einer Zinkunterversorgung denken!

Zink bei frühzeitigem Ergrauen

Selbst ein frühzeitiges Ergrauen der Haare könnte mit einer schlechten Zinkversorgung der Haarwurzeln zusammenhängen. Die genannten Symptome treten schon bei relativ leichter Unterversorgung auf, und Haarausfall kann bereits das Zeichen eines fortgeschrittenen Zinkmangels sein.

Zink gegen Haarausfall

Bei stillenden Müttern ist mitunter ein verstärkter Haarausfall zu beobachten, der sich durch Zinkeinnahme stoppen oder einschränken läßt. Denn die Frau stellt über die Muttermilch das Zink für den Säugling zur Verfügung. So kann es bei schlechter Zinkversorgung möglich sein, daß das Zink nicht für Mutter und Kind ausreicht.
Versuchen Sie es auch beim kreisrunden Haarausfall, Alopecia areata, mit einer mehrwöchigen Einnahme von 20 bis 40 Milligramm Zink

Frühzeitiges Ergrauen und Haarausfall können ein Hinweis auf Zinkmangel sein

pro Tag. Möglicherweise können Sie nach ein paar Wochen feststellen, daß sich auf den kahlen Stellen wieder leichter Haarflaum zeigt. Was ein deutlicher Hinweis darauf ist, mit der Zinkeinnahme weiterzumachen. Sie wissen ja, schaden kann Ihnen diese Zinkdosierung auf keinen Fall. Sprechen Sie ruhig auch einmal mit Ihrem Therapeuten über dieses Thema!

Zink gegen brüchige Fingernägel

Spröde und brüchige Fingernägel sprechen mitunter gut auf die Zinktherapie an. Schmerzhafte Einrisse an den Fingerkuppen, meist dort, wo die Fingernägel das Nagelbett verlassen, können auf Zinkmangel hinweisen und sollten dementsprechend behandelt werden. Natürlich müssen Sie die Hände zusätzlich vor austrocknenden und reizenden Stoffen schützen. Ziehen Sie deshalb beim Putzen, Spülen oder im Umgang mit Farben, Lacken, Zement usw. Handschuhe an!

Zink und Biotin

Die Pflege und Strukturverbesserung von Haut und Haaren kann unter anderem wirksam durch das Biotin, das auch als Vitamin H bezeichnet wird, gefördert werden. Es unterstützt die Funktion von Zink im Körper und ist für den Stoffwechsel der Haut, vor allem für die Bildung der wichtigen Haut-Fettsäuren, bedeutsam. Zink und Biotin ergänzen sich positiv und machen Haut, Haare und Fingernägel fester und belastbarer.

Vitalität und Wohlbefinden

Zink aktiviert und reguliert den Gehirnstoffwechsel und das Hormonsystem. Es bewirkt und ermöglicht unzählige Enzymreaktionen und hat über das Stammhirn und die Großhirnrinde bedeutenden Einfluß auf unser Wohlbefinden. Auch für die Übertragung von Nervensignalen ist es außerordentlich wichtig. Lern- und Konzentrationsfähigkeit lassen bei schlechter Zinkversorgung nach. Und die Gemütsverfassung kann über das Stammhirn und das hormonelle System beeinträchtigt werden.

Streß, Sorgen und eine starke Belastung im Beruf verstärken das schlechte Befinden oder lösen es erst richtig aus. Bei Streß, aber auch bei depressiver Stimmungslage, wird in der Nebennierenrinde verstärkt das Hormon Kortisol gebildet, das unser Abwehrsystem und den Zinkstoffwechsel beeinträchtigt. Eine ausreichende Zinkeinnahme kann hier Abhilfe schaffen und diesem Mechanismus entgegensteuern. Für andauernde Müdigkeit und Erschöpfung können natürlich noch viele andere Faktoren verantwortlich sein. Chronische Entzündungen oder sogenannte Herde, das sind geschwächte oder erkrankte Teile des Organismus, stören permanent das Abwehrsystem und entziehen dem Körper Energie. Immer wieder auftretende Nasennebenhöhlenentzündungen, eitrige Zahnwurzeln, Entzündungen im Unterleib oder Darm, Erkrankung der Nieren, Leber oder Bauchspeicheldrüse können sich ebenfalls in andauernder Müdigkeit äußern. Auch Giftbelastungen, zum Beispiel aus Amalgamfüllungen der Zähne, haben einen ähnlichen Effekt. Zink wirkt heilend bei Entzündungen aller Art, verringert die Aufnahme von Giftstoffen und aktiviert das Immunsystem. Deshalb ist Zink bei all diesen Zuständen und Beschwerden ein wichtiges, unterstützendes Zusatzmedikament.

Motivation und neuer Schwung durch Zink

Zink hat auch Einfluß auf die Produktion von Hormonen aus der Hirnanhangdrüse, die uns Auftrieb und Motivation geben. Wenn wir morgens aufwachen, werden Hormone ausgeschüttet, die uns helfen, aktiv und voll Tatendrang aufzustehen und uns den Herausforderungen des Tages zu stellen. Auch der Schlaf-Wach-Rhythmus des Menschen wird ganz wesentlich über hormonelle Botenstoffe geregelt. Gleichzeitig mit diesen Aktivierungshormonen werden auch geringe Mengen von Glückshormonen, die Endorphine, freigesetzt. Endorphine erzeugen im Gehirn Gefühle von leichter Euphorie, vermindern die Schmerzwahrnehmung und dämpfen die Wirkung der Catecholamine, die die Streßreaktion dominieren. So hilft uns Zink, wach und konzentriert in den Tag zu starten.

Auch die Ausschüttung der Glückshormone wird durch Zink beeinflußt

Mehr Freude am Liebesleben

Zinkmangel kann durch eine allgemeine Leistungsschwäche und Lustlosigkeit auch zum Frust beim Sex führen. Schließlich spielt Zink eine bedeutende Rolle für die Gonadotropine und die Prostaglandine,

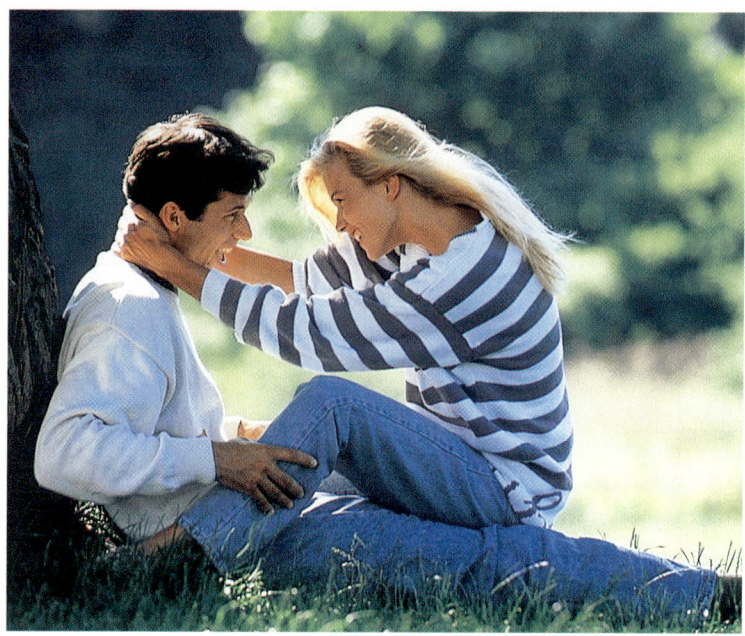

also die Geschlechtshormone, die für die körperlichen Geschlechtsmerkmale genauso zuständig sind wie für die Steuerung des weiblichen Zyklus, das Reifen von befruchtungsfähigen Eiern in den Eierstöcken und für die Bildung von Samenzellen in den Hoden des
Mannes. Diese Hormone fungieren als wichtige Botenstoffe, die für
die Lust und sexuellen Phantasien bedeutsam sind. Auch nichthormonelle Nervenreizstoffe, die im Gehirn Liebe und Gefühle steuern,
agieren zinkabhängig. So zum Beispiel der Nervenreizstoff Histamin.
Im Gehirn löst diese Substanz die Lustgefühle aus, die sich bis zum
Orgasmus hin steigern können. Deshalb sollte Zink in ausreichender
Menge dem Körper für Libido, Potenz und Orgasmusfähigkeit zur Verfügung stehen.
Auch bei Kinderlosigkeit kann es sich um Störungen im Zinkhaushalt
handeln. Da Zink am Aufbau der Sexualhormone beteiligt ist, beeinflußt
das Spurenelement auch maßgeblich die Fruchtbarkeit von Paaren. Bei
Männern bewirkt Zink die Erhöhung der Spermienanzahl, bei Frauen reguliert es einen gestörten Zyklus und sorgt so für Fruchtbarkeit.

Aktives Leben im Alter

Die Lebenserwartung der Menschen in den Industrieländern hat sich in den letzten 500 Jahren von durchschnittlich 30 auf über 70 Jahre erhöht. Bessere Lebensbedingungen, neue Erkenntnisse in der medizinischen Versorgung und bei der Behandlung von Krankheiten haben zu dieser Lebensverlängerung beigetragen. Akute Erkrankungen wie Blinddarmentzündung, Tuberkulose, verschiedene bakterielle und virale Infektionen führen nur noch selten zum Tod. Dafür werden die späten Lebensabschnitte mit den typischen Alterserkrankungen wie Krebs, Herzinfarkt, Schlaganfall, Durchblutungsstörungen, Venenerkrankungen, Diabetes, Rheuma, Gicht, Abwehrschwäche und das Nachlassen der Geisteskräfte bis hin zur Alzheimer-Demenz überschattet. Und für viele Menschen erfüllt sich der Traum, ihren Ruhestand zu genießen und endlich die Dinge tun zu können, für die ihnen Beruf und familiäre Verpflichtungen keine Zeit gelassen haben, oft nicht.

Im Zusammenhang mit Alterserscheinungen lohnt es sich ganz besonders, die Zinkmangel-Problematik zu beleuchten. Einige Forscher sind der Ansicht, daß ab dem 50. Lebensjahr der Zinkbedarf bis auf das Dreifache gegenüber früheren Jahren ansteigt. Diese Einschätzung ist vielleicht etwas hochgegriffen, erfaßt im Grunde aber die Problematik der Zinkversorgung bei dem älterwerdenden Menschen. Einerseits verlangsamt sich der Stoffwechsel mit zunehmendem Alter, und die Aufnahmefähigkeit von Vitalstoffen aus der Nahrung sinkt, andererseits ist es aber gerade in diesem Lebensabschnitt wichtig, die Funktionen des Organismus so lange wie möglich zu erhalten. Eine erhöhte Erkrankungsgefahr und Zinkmangel bilden schließlich einen Teufelskreis, der durchbrochen werden muß.

Ab dem 50. Lebensjahr kann der Zinkbedarf bis auf das Dreifache ansteigen

Untersuchungen der Blutzinkwerte bei älteren Personen zwischen 60 und 95 Jahren ergaben deutlich verminderte Werte gegenüber dem Normwert. In nur sechs Wochen konnte bei den meisten Testpersonen der Zinkwert durch Zinkpräparate in den Normbereich angehoben werden.

Zinkkiller

Selbst wenn Zinkaufnahme und -verwertung noch gut funktionieren, kommt im fortgeschrittenen Lebensalter ein Faktor dazu, der sich zum regelrechten Zinkkiller entwickeln kann: die Einnahme von verschiedenen Medikamenten. Sie erinnern sich noch an unsere Tabelle mit den Medikamenten, die den Zinkstoffwechsel negativ beeinflussen. Oft müssen Senioren mehrere der betreffenden Medikamente gleichzeitig einnehmen, die meistens eine ganze Reihe von Nebenwirkungen haben. An den zusätzlichen Verlust von Lebensqualität durch Zinkverarmung denkt kaum jemand.

Geistig frisch

Zu guter Letzt muß noch erwähnt werden, daß für die geistige Frische, das Interesse an der Umwelt und den Mitmenschen das Spurenelement Zink als Bestandteil vieler neuronaler Botenstoffe eine zentrale Rolle spielt. Sehr oft ist Einsamkeit und Isolation ein Problem, das alte Menschen in Depressionen treiben kann. Sicher ist Zink kein Heilmittel gegen das Desinteresse der Umwelt am alten Menschen, es kann aber den Senioren erleichtern, geistig frisch und aufgeschlossen zu bleiben. Und Aufgeschlossenheit schützt vor Einsamkeit.

Kapitel 4

Mit Zink Krankheiten heilen

Für die Therapie eignen sich grundsätzlich alle in der Apotheke angebotenen Zinkpräparate. Wichtig ist nur, daß Sie auf der Packung oder dem Beipackzettel genaue Informationen dazu finden, wie hoch der Anteil an reinem Zink in der jeweils vorliegenden Verbindung ist. Außerdem sollten nicht zu viele Zusatzstoffe in den jeweiligen Medikamenten enthalten sein. Je weniger sich der Organismus mit Zusatzstoffen herumschlagen muß, desto besser kann das Zink aufgenommen werden. Vergleichen Sie auch die Preise der einzelnen Präparate im Verhältnis zum reinen Zinkgehalt, denn hier gibt es erhebliche Preisunterschiede! Die Angaben zur Zinkdosierung in diesem Buch beziehen sich immer auf das rein metallische Zink! Sie müssen also, je nachdem, welches Präparat Sie einsetzen, unsere Angaben mit der reinen Zinkmenge pro Tablette oder Kapsel vergleichen.

Zink hilft nicht nur bei Mangelzuständen, sondern trägt auch allgemein zur Verbesserung der Zellfunktion und des Stoffwechsels bei

Akne vulgaris und unreine Haut

Viele Faktoren, die mit der Hormonumstellung im Pubertätsalter einhergehen, bewirken, daß die Haut übermäßig Fett produziert und Stauungen in den Talgdrüsen der Oberhaut entstehen. Diese Stauungen treten dann als die sogenannten Mitesser, kleine schwarze Punkte in vergrößerten Hautporen, in Erscheinung. Sehr oft entzünden sich diese Hautporen, und es entstehen rote, erhabene Pusteln, die sich mit Eiter füllen. Für die Eiterbildung sind die sogenannten Propionibakterien verantwortlich, die die gestauten Talgdrüsen infizieren. Die Behandlung von Akne ist sehr schwierig und kann nur dann funktionieren, wenn die Betroffenen mitmachen. Das Verbot stark zucker- und fetthaltiger Nahrungsmittel wie Mayonnaise, Senf und Ketchup stößt meist auf wenig Gegenliebe. Ohne eine Ernährungsumstellung kann aber kaum etwas erreicht werden.

Eine gute und gründliche Hautpflege ist oberstes Gebot. Die Betroffenen sollten eine pH-neutrale Waschlotion verwenden, die dem Schutzmantel der Haut angepaßt ist und keine hautreizenden Parfümstoffe enthält. Zur täglichen Routine sollte auch gehören, daß die Haut mit verdünntem Apfelessig abgewaschen wird: Ein Eßlöffel Apfelessig auf einen viertel Liter Wasser versorgt die Haut mit Vitalstoffen und klärt das Hautbild. Sehr effektvoll bei Akne ist auch die Hefe. Wer mag, kann handelsübliche Bierhefewürfel als äußerst kostengünstige und effektive Arznei einnehmen – pro Tag bis zu einem halben Würfel. Ist einem der Geschmack zu stark, dann sind Hefetabletten aus der Apotheke oder dem Reformhaus die etwas kostspieligere Alternative. Es gibt auch flüssige Hefepräparate, die man verdünnen und deshalb leichter einnehmen kann als Hefewürfel.

In der Aknetherapie hat Zink mitunter schon recht beachtliche Erfolge aufgewiesen. Zink hemmt das Wachstum der Propionibakterien und die Wirkung männlicher Geschlechtshormone in der Haut. Männliche Geschlechtshormone haben sowohl Mädchen als auch Jungen, natürlich in unterschiedlicher Konzentration. Sie fördern in der Haut die Talg- und Fettbildung.

Studien belegen, daß eine mehrmonatige Zinkeinnahme bei Akne einer Therapie mit Antibiotika sogar überlegen ist

Noch ein Tip zum Schluß: Vermeiden Sie wenn möglich das Ausdrücken von Eiterpusteln. Wenn Sie es nicht lassen können, dann unbedingt die Umgebung des Pickels vor und nach dem Ausdrücken mit Alkohol großzügig desinfizieren. Niemals mit aller Gewalt drücken, eher versuchen, den Pickel durch Auseinanderziehen zu öffnen. Ansonsten gelangt der Eiter durch hohen Druck in die feinen Hautkapillaren, und die Bakterien breiten sich auf diesem Wege weiter aus.

Akrodermatitis enteropathica, Neurodermitis und sonstige Hauterkrankungen

Akrodermatitis enteropathica ist eine angeborene Zinkverwertungsstörung. Sie äußert sich, wie auch viele andere Hautleiden, in Rötungen, Pusteln, Blasen und Verkrustungen. Fast immer hilft Zink, diese Symptome zu lindern, wenn es über mehrere Monate hinweg eingenommen wird. Denn Zink ist für die Bildung von gesunder Haut und für die enzymatischen und hormonellen Vorgänge im Hautstoffwechsel bedeutend.

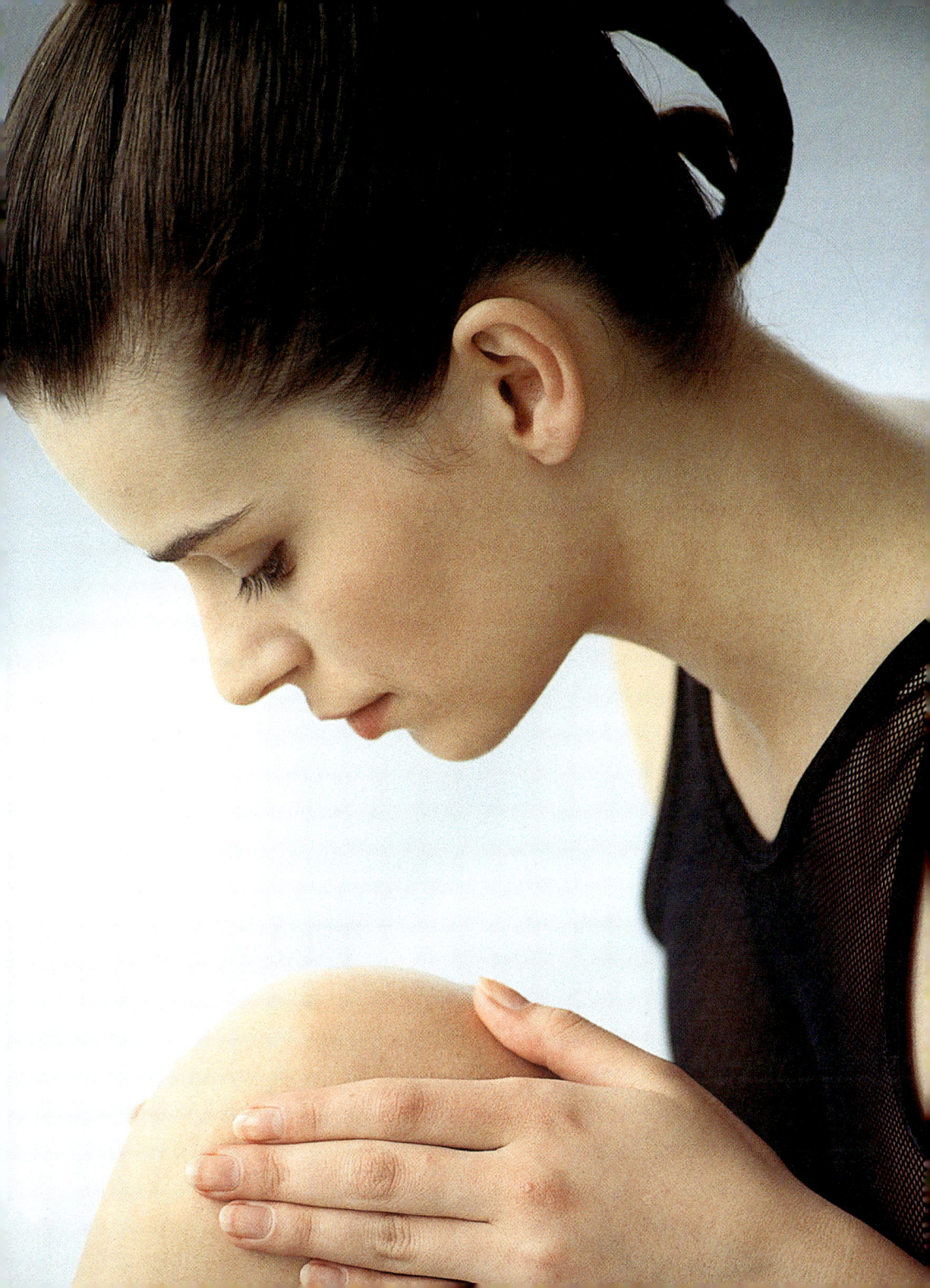

Sogar bei Neurodermitis konnten durch eine Ergänzung der Therapie mit einer täglichen Zinkgabe schon deutliche Besserungen erzielt werden. Neurodermitis ist eine mit quälendem Juckreiz einhergehende Hautkrankheit, bei der angenommen wird, daß das Nervensystem beteiligt ist. In Ellenbeugen, Kniekehlen, am Hals und auf der Kopfhaut entstehen gerötete, abschuppende Verdickungen der Haut mit entzündlichem Charakter.

Die Ursachen sind noch nicht geklärt. Es wird aber angenommen, daß Vererbung, Nahrungsmittelallergien, psychische und hormonelle Faktoren dabei eine große Rolle spielen. Zink ist notwendig für die Herstellung des Nervenbotenstoffs Serotonin, der eine Reihe von Abläufen im Nervensystem beeinflußt und immunologisch wichtige Überträgersubstanzen wie die Interleukine anregt. Nervale und immunologische Regelstörungen liegen der Neurodermitis praktisch fast immer zugrunde.

Ferner sind für einen gesunden Hautstoffwechsel die sogenannten essentiellen, mehrfach ungesättigten Fettsäuren außerordentlich bedeutsam. Diese sind in hochwertigen, kaltgepreßten Pflanzenölen, wie zum Beispiel dem Distelöl, enthalten. Therapeutisch wird auch das Nachtkerzenöl und das Borretschsamenöl verwendet. Die Fettsäuren müssen im Körper teilweise enzymatisch umgewandelt werden, um für die Herstellung von Prostaglandinen verwendbar zu sein. Bei Prostaglandinen handelt es sich um Hormone, die unter anderem für die Regulierung von Entzündungen sehr wichtig sind. Und die Umwandlung der essentiellen Fettsäuren ist – wie sollte es auch anders sein – zinkabhängig.

Bei der Psoriasis oder Schuppenflechte, einer sehr quälenden Hauterkrankung, dürfte die Zinktherapie auch hilfreich sein. Dabei kommt es zur abnormen Überproduktion der Oberhaut, die sich in großflächigen, entzündlich gereizten Abschuppungen äußert. Durch den Hautverlust geht Zink in erheblichem Maße verloren, weil die Hautzellen sehr viel von dem Spurenelement enthalten. Gleichzeitig ist der Bedarf wegen der pausenlosen Neubildung von Hautgewebe erhöht. Zinkgaben sind also in jedem Falle angebracht. Leider hat das Zink aber nur in sehr wenigen Fällen auch unmittelbaren Einfluß auf die Stärke der Erkrankung: Die Psoriasis bleibt meistens ziemlich unbeeindruckt von der Zinksubstitution. Trotzdem ist es sinnvoll, bei

Schuppenflechte Zink einzunehmen, da es wegen der hohen Verluste über die Haut sonst bei anderen Stoffwechselfunktionen fehlt.

Allergien

Allergie bedeutet »Andersempfindlichkeit«. Das Immunsystem reagiert auf einen Reiz anders, als es dies im Normzustand tut. Eine allergische Reaktion ist die übersteigerte Antwort des Immunsystems auf den Kontakt mit einem eigentlich harmlosen Stoff aus unserer Umwelt. Beim Heuschnupfen (Pollinosis) führt beispielsweise der Kontakt mit den Blütenpollen beim Einatmen auf der Nasenschleimhaut zur »Fehlreaktion«. Die Schleimhaut schwillt an, die Nase läuft oder ist verstopft, die Augen tränen und röten sich. Das Allgemeinbefinden ist massiv beeinträchtigt. Auch der direkte Kontakt mit Metallen, wie zum Beispiel Nickel in Schmuck oder Gürtelschnallen, kann zu Rötung, Entzündung und Jucken der Haut führen. Allergien auf Nahrungsmittel äußern sich häufig in Durchfällen, Übelkeit oder Hautausschlägen. Massive Allergien können jedenfalls zu Schockreaktionen führen, die ohne ärztliche Hilfe manchmal sogar tödlich verlaufen.

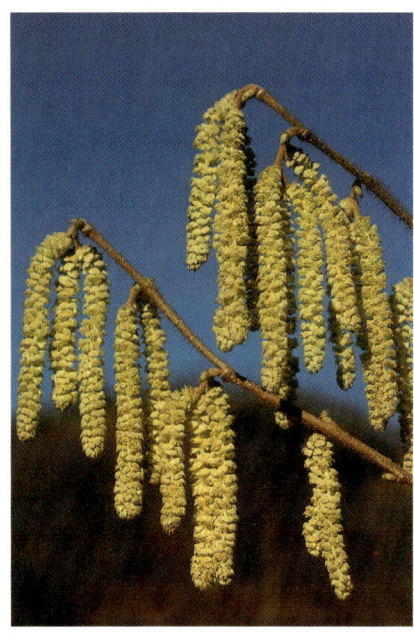

Zink hat regulierenden Einfluß auf die Freisetzung von den sogenannten Entzündungsmediatoren, die bei Allergien und entzündlichen Erkrankungen für Schwellung, Rötung, Juckreiz und Schmerz erheblich verantwortlich sind. Histamin ist der bekannteste dieser Mediatoren oder Botenstoffe. Es ruft die lokalen Haut- und Schleimhautreaktionen hervor und setzt den Körper über Herz, Kreislauf und Adrenalinausschüttung in höchste Alarmbereitschaft.

Unter der Pollenallergie leiden in den Industrieländern jährlich immer mehr Menschen

Zink sorgt als wichtiger Strukturbaustein der Zellen dafür, daß Haut und Schleimhaut undurchlässiger für Allergene (Stoffe, auf die ein Mensch allergisch reagiert) werden. Dadurch kann eine allergische Reaktion schon im Vorfeld verhindert werden. Bei starken Allergien ist Zink sicher nicht das alleinige Heilmittel, aber allemal eine sinnvolle und effektive Unterstützung der gesamten Therapie.

Alzheimer-Krankheit

Der Morbus Alzheimer oder die Alzheimer-Krankheit ist in ihrer Entstehungsgeschichte ebenfalls weitgehend ungeklärt. Es handelt sich um eine zunehmende Geistesschwäche mit Merk- und Gedächtnisstörungen, die circa ab dem 50. bis 60. Lebensjahr auftritt. Erbliche Veranlagungen scheinen eine große Rolle für das Auftreten der Krankheit zu spielen. Auch wird die sogenannte Slow-Virus-Theorie diskutiert. Dabei könnte es sich um eine Virusinfektion handeln, die zunächst unbemerkt bleibt und sich erst über Jahre und Jahrzehnte in den genannten Symptomen durch eine Schädigung der Großhirnrinde äußert. Die Betroffenen bleiben bei nachlassender Gedächtnisleistung emotional meist relativ lange normal ansprechbar, erst später kommen psychische und psychosoziale Auffälligkeiten zu dem Krankheitsbild hinzu. Auch können sich mit der Zeit Sprech- und Bewegungsstörungen herausbilden. Einer der populärsten Alzheimer-Patienten unserer Zeit ist der ehemalige amerikanische Präsident Ronald Reagan. Einige klinische Befunde weisen darauf hin, daß ein Zinkmangel an der Entstehung der Alzheimer-Krankheit beteiligt sein könnte. Zumindest begünstigt er die Entwicklung der Krankheit. In einer Langzeitstudie an zwölf Frauen im Alter von 78 bis 99 Jahren konnte nachgewiesen werden, daß erniedrigte Zinkwerte das Auftreten von Ablagerungen, sogenannten Plaques, in mehreren verschiedenen Regionen des Gehirns verstärken. Derartige Plaques können das Fortschreiten der Senilität durchaus beschleunigen.

Ein weiterer, sehr interessanter Befund zeigt, daß bei Alzheimer-Patienten der Glucoseverbrauch des Gehirns gegenüber nicht erkrankten Personen um bis zu 51 Prozent zurückgeht! Glucose (Traubenzucker) ist der bedeutendste Energieträger unseres zentralen Nervensystems. Allein für Gehirn- und Nervenfunktion werden pro Tag etwa 144 Gramm Glucose verbraucht! Die beiden anderen großen Glucoseverbraucher, nämlich die roten Blutkörperchen und das Nierenmark, bringen es zusammen nur auf 36 Gramm täglich.

Und jetzt kommt, was Sie wahrscheinlich schon erwartet haben: Einige der wichtigsten Enzyme, die an der Bereitstellung von Glucose an die Nervenzellen beteiligt sind, sind natürlich Zinkmetallenzyme. Und bei Patienten mit Alzheimer-Demenz wurden überwiegend er-

Bereits in jungen Jahren sollte auf eine ausreichende Zinkversorgung und eine ausgewogene Ernährung geachtet werden, um der Alzheimer-Krankheit vorzubeugen

niedrigte Serumzinkwerte festgestellt. Auch konnte nachgewiesen werden, daß in Hirnregionen, die besonders viele zinkabhängige Nervenzellen besitzen, die Degeneration in weitaus stärkerer Ausprägung vorliegt. Die Hinweise darauf, daß Zink ein wichtiger Mosaikstein für das Verständnis und die Therapie dieser neurologischen Erkrankung ist, mehren sich also. Eine Zinkdosierung von 20 bis 30 Milligramm Zink pro Tag gilt als absolut nebenwirkungsfrei, auch über mehrere Wochen und Monate hinweg.

Chronische Lebererkrankungen

Die Leber ist im Prinzip die größte Drüse des menschlichen Organismus und übernimmt vielfältige Aufgaben im Stoffwechsel. Sie liegt mit ihrem größten Gewichtsanteil rechts unterhalb des Zwerchfells in der Bauchhöhle. In der chemischen Fabrik Leber finden fast alle wichtigen Aufbau-, Abbau- und Entgiftungsprozesse des Körpers statt. Hier werden Eiweißbestandteile des Blutplasmas wie Gerinnungsfaktoren und Albumine gebildet, ferner zahlreiche Enzyme, Gallenflüssigkeit, Cholesterin und wichtige Fettsäuren. Die Leber speichert Vitamine, Mineralstoffe und Zucker als Glykogen, Eiweiß und Fett und dient als Blutreservoir. Außerdem ist sie in biochemischer Hinsicht das Entgiftungsorgan schlechthin. Mit dieser Aufzählung sind die wichtigsten Leberfunktionen aber nur ganz grob umrissen!

Zink hat einige leberschützende Eigenschaften. Es stabilisiert die Membranen (Umhüllungen) der Leberzellen und macht diese dadurch widerstandsfähiger gegen Giftstoffe. Bei chronischem Leberleiden bremst es durch seine Aufgaben im Enzymstoffwechsel die Verfettung des Lebergewebes. Zudem verbessert es die Eiweißsynthese, also den Aufbau von wichtigen Eiweißbausteinen, die bei Lebererkrankungen vermindert ist. Davon profitiert sowohl das Organ Leber selbst als auch der gesamte Organismus. Schließlich aktiviert es in der Leberzelle die metallbindenen Proteine, die toxische Metalle wie zum Beispiel Kupfer in der Leber binden und unschädlich machen können. Zink besitzt also direkte, das Zellgefüge der Leber stärkende und schützende Eigenschaften. Eine Leberzirrhose, also die Zerstörung der Läppchen- und Gefäßstruktur sowie ein knotiger Umbau des

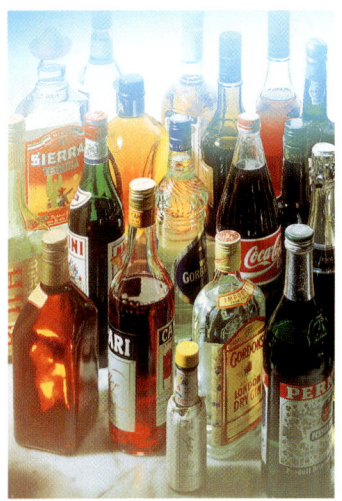

Lebergewebes, wirkt sich schwerwiegend auf den menschlichen Körper aus. Ein großer Teil der bei Leberzirrhose auftretenden Beschwerden steht in engem Zusammenhang mit dem Zinkmangel. Bei chronischen Lebererkrankungen verstärken sich die Zinkmangeleffekte zusätzlich, weil immer eine erhöhte Zinkausscheidung über die Nieren feststellbar ist. Besonders stark ist der Zinkverlust bei leberkranken Alkoholikern. Zink gehört bei dieser Personengruppe deshalb unbedingt in den Therapieplan!

Man darf natürlich nicht warten, bis eine chronische Lebererkrankung entstanden ist. Schon bei leichten Störungen der Leberfunktion sollte man an Zink denken, damit es gar nicht erst soweit kommt. Natürlich können durch Zink Leberschäden, die durch Gifte am Arbeitsplatz, Alkohol, Medikamente oder andere chronische Krankheiten entstanden sind, nicht rückgängig gemacht werden, aber zusammen mit einer geeigneten Lebertherapie können das Wohlbefinden und der Heilungsprozeß gefördert werden.

Besonders »harte« Alkoholika können zu irreversiblen Leberschäden führen

Darmentzündungen und Durchfall

Lang andauernde und ständig wiederkehrende Darmentzündungen wie Morbus Crohn und Colitis ulcerosa bewirken massive Störungen des Zinkstoffwechsels. Ähnlich wirken sich langanhaltende Durchfälle durch Infektionen, Nahrungsmittelunverträglichkeiten oder Darmparasiten aus. Hier kann leicht ein Teufelskreis entstehen: Fehlt Zink, geht mehr und mehr Darmschleimhaut zugrunde, die als Gewebe mit hoher Zellteilungsrate auf das Spurenelement angewiesen ist. Und je mehr Darmoberfläche beschädigt ist, desto weniger Zink kann aufgenommen werden! Nur eine konsequente Zinkeinnahme erhöht das Angebot im Darm in dem Maße, daß das Metall einigermaßen ausreichend aufgenommen wird und die Mangelerscheinungen reduziert werden. Über die Nahrung ist bei chronischen Darmleiden meist nichts auszurichten, zumal der Appetit durch Übelkeit, Erbrechen, Durchfall und Bauchschmerzen sowieso vermindert ist. Das fördert Mangelzustände. Bei der Colitis ulcerosa ist meist »nur« der letzte Teil des Dickdarms von Entzündungen betroffen, Morbus Crohn kann dagegen den ganzen Verdauungsapparat betreffen. Immun-, Wachstumsstörungen, schlechte Wundheilung und vieles mehr werden bei den Betroffenen durch Zink gebessert. Zink ist allerdings kein Heilmittel für Morbus Crohn oder Colitis ulcerosa. Ein solches gibt es leider immer noch nicht, weil die Entstehung dieser Krankheiten wissenschaftlich noch gar nicht genau geklärt ist.

Natürlich steht in der Therapie die Bekämpfung der akuten Entzündung und der unmittelbaren Begleitsymptome im Vordergrund. Dadurch wird der heilsame, wenn auch nicht unmittelbar einsetzende Effekt der Zinktherapie oft vernachlässigt. Für Crohn-Patienten ist es hinsichtlich ihrer immunologischen Situation wichtig zu wissen, daß der erniedrigte Thymus-Hormon-Spiegel und zu geringe Lymphozytenzahlen festgestellt wurden. Der Grund für dieses Immundefizit scheint im Zinkmangel zu liegen, da sich die Werte durch Zinkeinnahme verbessern und stabilisieren lassen!

Zink vermag grundsätzlich bei Durchfallneigung, die nicht auf einer der genannten Grunderkrankungen beruht, die Beschwerden zu bessern. 20 Milligramm Zink pro Tag senken die Durchfallrate um 20 bis 25 Prozent bei allen Patienten mit andauernden Durchfallerkrankungen.

Zink beugt Durchfallerkrankungen vor und gehört deshalb unbedingt in jede Reiseapotheke

Deshalb gehört Zink auch unbedingt in die Reiseapotheke! Bei anstehenden Fernreisen kann Zink schon vorsorgend und auf jedem Fall bei Eintritt einer Durchfallerkrankung mit 15 bis 25 Milligramm pro Tag eingenommen werden.

Diabetes mellitus und seine Folgeerscheinungen

Das Wort Diabetes kommt aus dem Griechischen und bedeutet »Hindurchgehenlassen«. Dies weist auf eines der auffallendsten Symptome der Zuckerkrankheit hin, nämlich die erhöhte Ausscheidung von Flüssigkeit und Stoffwechselprodukten über die Nieren. Neben übermäßigem Wasserlassen leidet der Diabetiker zunächst auch an verstärktem Durst und großer Mattigkeit. Die vollständige medizinische Bezeichnung für die Zuckerkrankheit lautet Diabetes mellitus. Ursache für die Zuckerkrankheit ist ein Mangel an dem Hormon Insulin oder die Unfähigkeit der Körperzellen, auf Insulin zu reagieren. Beide Faktoren können auch zusammen vorliegen. Dadurch kommt es zu einem Anstieg der Zuckerkonzentration im Blut. Zucker (Glucose) ist der wichtigste Energieträger im menschlichen Organismus. Die Glucose muß durch ein spezielles Transportsystem vom Blut in die Zellen gebracht werden. Insulin gibt den Reiz, der diesen Transportmechanismus in Gang setzt. Gleichzeitig ist das Insulin aber auch das Speicherhormon schlechthin. Es sorgt dafür, daß ein Zuckervorrat in Form von Glykogen in Leber und Muskulatur gespeichert wird, außerdem fördert es die Lagerung von Fettsäuren in den Fettzellen und von Eiweißbausteinen in den Muskelzellen. Insulin ist also auch für den Fett- und den Eiweißstoffwechsel wichtig. Fehlt Insulin, bleibt die Glucose im Blut, die Zellen hungern quasi am gedeckten Tisch und müssen ihren Energiebedarf vermehrt aus Fett und Eiweiß decken. Dies kann zur Übersäuerung des Bluts und zu lebensbedrohlichen Zuständen führen, wenn die Erkrankung nicht diagnostiziert oder vom Patienten nicht ernstgenommen wird.

Erhöhter Blutzucker führt zur beschleunigten Alterung von Zellen und Gewebe. Die Folgeerkrankungen des Diabetes mellitus sind Arteriosklerose, Sehschwäche, Nierenschäden, Durchblutungsstörungen und Schädigungen des Nervensystems. Zink kann die Zuckerkrankheit zwar nicht heilen, aber die Blutzuckerwerte deutlich stabilisieren. Besonders bei der Altersdiabetes kommt dieser Effekt zum Tragen.

Zink hilft aber auch beim insulinabhängigen Typ-I-Diabetes, der bereits in der Jugend auftritt und unheilbar ist. Die mit der Zuckerkrankheit verbundenen Komplikationen, wie Wundheilungsstörungen, Unterschenkelgeschwüre, Haarausfall, Impotenz und Immunschwäche, sprechen allesamt gut auf Zink an. Auch bei der Altersdiabetes konnte nachgewiesen werden, daß Zink die Glucoseverwertung deutlich verbessert, so daß die Einnahme von Diabetes-Medikamenten oft reduziert werden kann. Ob Zinkmangel den Altersdiabetes auslöst, ist noch nicht geklärt. Auffallend ist, daß Diabetiker in der Regel deutlich mehr Zink über den Urin ausscheiden als Gesunde und zudem erniedrigte Zinkwerte im Blut haben. Fest steht, daß ein Zinkmangel eine bestehende Diabetes verschlimmern kann.

Wegen der erhöhten Verluste sollten Diabetiker täglich 20 bis 25 Milligramm Zink einnehmen. Bei Zinkmangel empfiehlt sich sogar die sechswöchige Gabe von 60 Milligramm Zink pro Tag zur zuverlässigen Anhebung des Zinkspiegels. Anschließend kann dann zur genannten Normdosis übergegangen werden.

Erkältungen und Infektanfälligkeit

Husten, Schnupfen, Heiserkeit, Kopf-, Hals- und Gliederschmerzen sind lästige Begleiterscheinungen von Erkältungskrankheiten und grippalen Infekten. Im Durchschnitt erkrankt ein Erwachsener fünf- bis sechsmal pro Jahr an einer Erkältung, Kinder sogar noch häufiger. Grundsätzlich ist es nicht sinnvoll, jede Erkältung sofort mit Grippe- mitteln oder gar Antibiotika zu unterdrücken, denn wenn das Immun- system keine Chance bekommt, sich mit Krankheit und Krankheitser- regern auseinanderzusetzen und seine Kräfte zu messen, wird es immer anfälliger.

Bei Erkältung und Grippe hilft Zink, wenn Sie es gleich bei den ersten Krankheitsan- zeichen einnehmen

Zink ist hier ein hervorragendes Mittel, um sofort bei den ersten An- zeichen einer Infektion den Organismus in seinem gesunden Abwehr- kampf gegen die bakteriellen oder viralen Eindringlinge zu unterstüt- zen. Zink unterdrückt keine Immunabläufe, sondern fördert sie im Sinne einer schnelleren Genesung. Klinische Untersuchungen erga- ben, daß die tägliche Einnahme von acht Tabletten mit einem Zink- gehalt von 15 Milligramm ab dem ersten Beschwerdetag die durch- schnittliche Krankheitsdauer von 7,5 auf 4,5 Tage reduziert. Bei Patienten mit einem grundsätzlich stabilen Immunsystem war der Ef- fekt nicht so ausgeprägt wie bei bekanntermaßen immunschwachen Probanden.

Entscheidend für den Erfolg der Therapie mit Zink ist, daß es sofort nach Auftreten der ersten Erkältungsanzeichen verabreicht wird, um das Anspringen der Abwehrkräfte zu unterstützen. Wird Zink erst am zweiten oder dritten Tag eingenommen, verkürzt sich die Krankheits- dauer nicht.

Am häufigsten rufen übrigens Rhinoviren Erkältungskrankheiten her- vor. Gegen sie sind die meisten Medikamente ohnehin machtlos – auch Antibiotika. Viren müssen in Körperzellen eindringen und dort ihre Erbinformationen in den Zellkern einbauen, um sich vermehren zu können.

Zink stabilisiert die Zellwand und blockiert das Andocken der Viren an der Zelle durch Komplexbildungen mit der Virushülle. So wird das Einschleusen der viralen Gene in die Zelle von vornherein verhindert. Außerdem aktiviert und stärkt Zink die Makrophagen (Freßzellen), die an der Zerstörung der Viren wesentlich beteiligt sind.

Grauer Star und Nachlassen der Sehkraft

In dem Kapitel zur Funktion von Zink im Stoffwechsel haben wir schon ausführlich über das Spurenelement und seine Bedeutung im Vitamin-A-Stoffwechsel für das Sehen in der Dämmerung und der Nacht gesprochen.

Zink kann typische Alterskrankheiten wie Grauen Star oder Altersweitsicht zumindest verzögern

Im Zusammenhang mit der Zuckerkrankheit soll an dieser Stelle noch einmal kurz auf die Sehkraft eingegangen werden. Eine der am meisten gefürchteten Folgeerscheinungen des Diabetes ist der Graue Star, auch Katarakt genannt. Dabei steigt der Glucosegehalt in der Linse des Auges an. Die Linse bündelt das einfallende Licht und projiziert es so auf die Netzhaut mit ihren lichtempfindlichen Nervenzellen, daß uns ein Seheindruck möglich ist. Beim Grauen Star kommt es zunächst zu einer wäßrigen Aufquellung der Linse, später zum Zerfall der Linsenfasern und einer milchigen Eintrübung der Linse. Das Sehen wird davon zunächst erheblich beeinträchtigt und schließlich ganz unmöglich. Schon lange bevor die ersten Veränderungen in der Linse auftreten, lassen sich Funktionsminderungen bei den Enzymen feststellen, die in der Linse für den Glucoseabbau bzw. die Bereitstellung der Glucose als Energieträger zuständig sind. Eine ganze Reihe dieser Enzyme sind zinkabhängig.

Im Hinblick auf die Sehkraft ist die Zinkeinnahme – besonders in fortschreitendem Alter – sinnvoll: Die Zinkaufnahme, die Zuckerverwertung und die Aktivität der zinkabhängigen Enzyme im Auge lassen nach, auch wenn Diabetes nicht oder noch nicht vorliegt. Der Vitamin-A-Stoffwechsel profitiert ebenfalls von dem Spurenelement. Zink hat daher herausragende vorbeugende Funktionen gegen schlechtes Sehen im Alter.

Haarausfall und schlechte Haarqualität

Denken Sie, wenn es um Ihre Haare geht, unbedingt an Zink. Bei zahlreichen Erkrankungen und Stoffwechselstörungen sind auch die Haare betroffen. Zink hat sich schon in vielen Fällen zur Verbesserung der Haarstruktur und -dichte bewährt. Die Haare werden fester, glänzen stärker und das Wachstum wird angeregt. Zink ist das wichtigste Spurenelement im Stoffwechsel des Cystins. Cystin ist die vorherrschende Aminosäure im Haarkeratin, dem sehr komplexen Grundbaustoff der Haare und Nägel.

Wissenschaftliche Untersuchungen geben neuerdings Anhaltspunkte, daß bei Haarausfall das Immunsystem beteiligt sein könnte. Abwehrzellen zerstören fälschlicherweise Haarwurzeln, was zu Haarausfall führt. Attacken gegen eigene Körperzellen bezeichnet man als Autoimmunreaktion. Die heilende Wirkung des Zinks bei Haarausfall könnte in diesem Zusammenhang darauf beruhen, daß Zink die Zahlenverhältnisse der verschiedenen Abwehrzellen untereinander normalisiert. Denn das Zahlenverhältnis ist bei Autoimmunprozessen verschoben: In einem intakten Immunsystem müssen nämlich nicht nur genug angriffslustige Killerzellen aktiv sein, sondern auch Bremser, die den Übermut der Killerzellen ein bißchen dämpfen und den eigenen Körper vor Angriffen schützen. Die Zahl dieser sogenannten Suppressorzellen ist bei Autoimmunerkrankungen vermindert und kann durch Zink normalisiert werden.

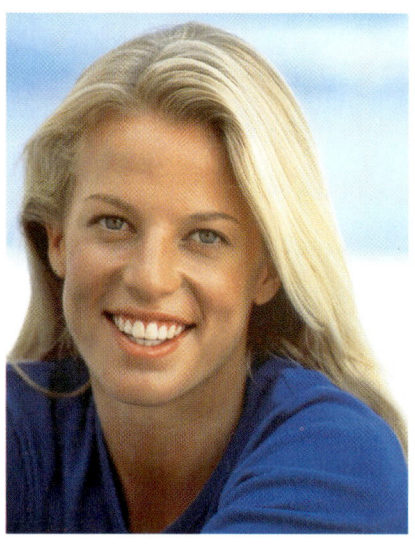

Im Grundbaustoff der Haare spielt Zink als wichtigstes Spurenelement eine bedeutende Rolle

20 bis 30 Milligramm Zink pro Tag, über mindestens zwei Monate hinweg genommen, sind bei Haarausfall und Haarwachstumsstörungen allemal einen Versuch wert. Nebenwirkungen gibt es bekanntlich keine. Aber bitte immer daran denken: Zinkpräparate etwa eine Stunde vor dem Essen einnehmen, sonst wird das Spurenelement kaum aufgenommen!

Herpes labialis

Herpes ist ein mit Bläschenbildung einhergehender Hautausschlag, der von sogenannten Herpesviren hervorgerufen wird. Das Herpessimplex-Virus kann die Horn- und Bindehaut der Augen, den Genitalbereich und die Gehirnhaut befallen. Meistens jedoch tritt die Infektion als relativ harmloser Ausschlag an den Lippen, der Nase oder den Wangen auf. Zink inaktiviert neben anderen Viren auch das Herpessimplex-Virus. Studien haben gezeigt, daß das regelmäßige Auftragen einer Zinksalbe für ein beschleunigtes Abheilen sorgt. Natürlich kann Zink auch zusätzlich eingenommen werden!

Zink setzt die Aktivität der Herpesviren herunter und beschleunigt gleichzeitig die Wundheilung

Herpes zoster wird von einem anderem Virus aus der Familie der Herpesviren hervorgerufen, dem Varicella-Zoster-Virus. Dieses Virus erzeugt beim Erstkontakt, vor allem bei Kindern und Jugendlichen, die relativ harmlosen Windpocken. Normalerweise besteht danach lebenslange Immunität gegen das Virus. Das heißt, daß unser Abwehrsystem das Virus vernichtet, sobald es wieder mit ihm in Kontakt kommt. Bei einem instabilen Immunsystem kann aber eine erneute Infektion mit dem Virus zu einer sehr schmerzhaften Nervenentzündung, dem Herpes zoster, führen. Neben anderen therapeutischen Maßnahmen ist bei dieser Erkrankung die Einnahme von Zink sinnvoll.

Immunschwächekrankheit AIDS

Bei der Immunschwächekrankheit AIDS versagen zunehmend die zellulären Bestandteile des menschlichen Immunsystems, so daß der Organismus den Angriffen der verschiedensten Krankheitserreger praktisch hilflos ausgeliefert ist. Eine wirksame Therapie dieser erworbenen Immunschwäche gibt es noch nicht, und ein großer Teil der Betroffenen stirbt nach einer ganzen Reihe von schweren Infektionskrankheiten infolge der allgemeinen Schwächung an einer erneuten Infektion. AIDS kann durch Körperflüssigkeiten Erkrankter über kleine Wunden oder Schleimhautläsionen übertragen werden.

AIDS wird durch das HIV-Virus übertragen, das sich nur in Zellen vermehren kann, die auf ihrer Hülle ein spezielles Kennzeichen, den sogenannten CD4-Rezeptor, tragen. Das sind vor allem T-Helfer-Lymphozyten und Makrophagen, also Zellen, ohne die unser Immunsystem nicht arbeiten kann. Durch den Virusbefall werden diese Zellen funktionslos. Eine alternative Gegenbewegung zur offiziellen schulmedizinischen Theorie behauptet allerdings, daß es gar kein AIDS-Virus gäbe. Denn bis jetzt seien nur Antigene im Körper festgestellt worden, die auf ein eventuelles Virus schließen lassen. Ein HIV-Virus sei aber labortechnisch noch nie isoliert worden.

Zink stärkt in der Therapie in jedem Fall die Zellhülle, so daß ein mögliches Virus nicht ganz so leicht in die Abwehrzelle eindringen kann, und erhöht unter Umständen die Zahl der intakten T-Lymphozyten im Blut. Dies bedeutet, daß Zink auf jeden Fall den Krankheitsverlauf günstig beeinflussen kann. Bei Krankheiten wie AIDS, die das menschliche Leben massiv bedrohen und die Lebensqualität der Betroffenen so gravierend einschränken, muß jedes Teil des Puzzles beachtet und nach bestem Wissen für die Kranken gehandelt werden.

Immundefizite

Natürlich muß man mit sinnvollen Maßnahmen zur Abwehrstärkung nicht warten, bis man eine Infektion aufgeschnappt hat. Schließlich gibt es viele Faktoren, die das Immunsystem schwächen können, so daß Viren und Bakterien ein leichtes Spiel haben. Wer unter körperlichem und psychischem Streß steht, bereits an einer anderen Krankheit leidet, unterkühlt ist oder schon ein höheres Lebensalter erreicht hat, ist empfindlicher gegenüber Krankheitserregern.

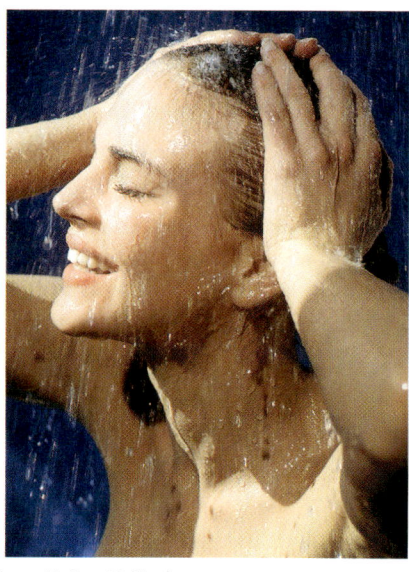

Zink erhöht nachweislich die Anzahl der Abwehrzellen und deren Aktivität, fördert die Bildungsrate von Botenstoffen wie den Interferonen, greift in den Prostaglandinstoffwechsel ein und aktiviert das Immunsystem auf mehreren Ebenen.

Selbstverständlich sollten Sie Ihr Immunsystem durch körperliche Aktivitäten an frischer Luft, Wechselduschen, Sauna und einen sinnvollen Schlaf-Wach-Rhythmus trainieren, aber es steht auf verlorenem Posten, wenn wichtige Spurenelemente und Vitamine zur Aktivierung der verschiedenen Immunzellen und zur Antikörperproduktion fehlen. In der naßkalten Jahreszeit ist es sehr sinnvoll, die Vorbeugung mit pflanzlichen Präparaten aus dem Sonnenhut (Echinaceae purpureae) oder der Taigawurzel (Eleutherococcus senticosus) zu starten. Auch Präparate aus der Blaualge Spirulina oder aus Meeresalgen eignen sich gut. Zink und Vitamin C sind nebenwirkungsfreie Vitalstoffe, die nachweislich die Immunfunktionen auf natürliche Weise anregen und stärken. Von einigen pharmazeutischen Betrieben gibt es schon Kurpackungen, die Zink, Vitamin C und Radikalenfänger wie Selen, Vitamin E und Vitamin A in therapeutisch sinnvoller Dosierung enthalten, um während der jährlichen Grippewellen das Immunsystem zu unterstützen.

Auch durch Wechselduschen können Sie Ihr Immunsystem stärken

Krebs

Gerade in bezug auf die Tumortherapie sind die Kontroversen zwischen Schulmedizinern und Naturheilkundigen – sogar innerhalb der einzelnen schulmedizinischen Disziplinen – sehr ausgeprägt. Chemo- und Strahlentherapie helfen den Betroffenen unter erheblichen Nebenwirkungen manchmal gut und manchmal überhaupt nicht. Naturheilverfahren bringen teilweise fantastische Erfolge, die aber von der universitären Medizin meist im nachhinein aberkannt oder als falsch diagnostizierte Krebsfälle bezeichnet werden, in anderen Fällen versagen auch sie völlig. Leiden, Verzweiflung und Hoffnung liegen bei den Kranken oft sehr nahe beieinander. Allein die Linderung der subjektiven Schmerzen ist in vielen Fällen das Gebot der Stunde.

Tumorpatienten weisen in ihren Blutwerten ein erhebliches Zinkdefizit auf

Zink gehört ganz sicher nicht zu den Arzneimitteln, die an vorderster Front in der Tumorbekämpfung eingesetzt werden. Dennoch sollen Ihnen in diesem Buch einige wichtige Hinweise, die die Tumorforschung in Zusammenhang mit Zink gebracht hat, nicht verschwiegen werden.

Tumorpatienten haben, besonders im fortgeschrittenen Stadium, fast immer ein erhebliches Zinkdefizit, was aus dem Blut, dem Blutplasma oder dem Serum recht eindeutig nachgewiesen werden kann. Die Mechanismen des Zinkmangels oder -verlusts sind noch nicht geklärt. Wahrscheinlich ist der gigantische Zinkverbrauch abhängig von den Reaktionen und Rettungsversuchen des Immunsystems. Sie wissen ja, ohne Zink ist es um unsere Abwehrkräfte nicht gut bestellt. Wenn ein Tumor Organe wie Pankreas, Darm oder Leber betrifft, die für die Zinkaufnahme entscheidend sind, ist das Zinkdefizit natürlich noch ausgeprägter.

Für die Tumorforschung ist auch von größtem Interesse, daß Zink die Beeinträchtigung des Erbguts einer Zelle bei der Zellteilung vermindert. Denn Krebszellen sind, vereinfacht ausgedrückt, Zellen, deren Erbgut nicht mehr in Ordnung ist, so daß sie die ihnen eigentlich angestammte Aufgabe im Körper nicht mehr ausführen und sich mit allen negativen Konsequenzen wild und unkontrolliert vermehren. Die Rolle des Zinks für eine geordnete und sinnvolle Zellteilung darf hierbei nicht unterschätzt werden. Weiterhin kamen einige Studien zu dem Schluß, daß bei ausreichendem Zinkspiegel im Körper die Versorgung des Tumors mit Blutgefäßen vermindert ist. Das bedeutet natürlich aufgrund der etwas schlechteren Nährstoffversorgung auch ein vermindertes Tumorwachstum. Allerdings hat die Kombination von Zinktherapie und anderen jeweils geeignet erscheinenden Maßnahmen bisher nur in ganz wenigen Einzelfällen wesentliche Verbesserungen gebracht. Grundsätzlich gilt aber auch hier: Zink hat eine zentrale Rolle im Stoffwechsel. Ein Mangel begünstigt erstens die Tumorentstehung und zweitens das Wachstum des Geschwulsts. Ob eine gute Zinkversorgung allerdings in der Lage ist, schwerwiegende Krebsauslöser in ihren Auswirkungen effektiv einzudämmen, muß bezweifelt werden.

Labile Stimmungslagen und Abgeschlagenheit

Bei der Therapie älterer Menschen mit Zink konnten antriebssteigernde und stimmungsaufhellende Effekte eindeutig nachgewiesen werden. Höchstwahrscheinlich hängt dies sehr eng mit der verbesserten Bereitstellung von Glucose durch zinkabhängige Enzyme an das Gehirn zusammen. Hier zeigt es sich wieder, daß man das Altern in keinem Fall schicksalsergeben über sich ergehen lassen muß. Eine aktive Lebensführung, Bewegung, wohlüberlegte Ernährung, geistige und soziale Betätigung fördern einen zufriedenen und in die Gesellschaft integrierten Lebensabend. Und manchmal kann man eben dem langsamer werdenden Stoffwechsel mit einfachen Mitteln auch ein bißchen auf die Sprünge helfen.

Übrigens berichten Patienten der unterschiedlichsten Altersgruppen und viele Ärzte davon, daß sich im Rahmen einer Zinktherapie Stimmungslage, Denkvermögen, Lebensfreude, Arbeitslust, Mitteilsamkeit sowie die Beziehung zu den Mitmenschen positiv verändert haben.

Die Zinkeinnahme bewirkt körperliches und geistiges Wohlbefinden

Nierenerkrankungen

Bei Organerkrankungen ist es wichtig, das Absinken des Zinkspiegels unter die Norm zu verhindern. Anders als bei der Leber, für die Zink selbst als Schutzstoff wichtig ist, muß man das Spurenelement bei chronischen Nierenerkrankungen eher wegen des Gesamtstoffwechsels als wegen des Organs einnehmen. Hohe Zinkverluste über den Urin wurden bei Nierenerkrankungen, ob mit oder ohne Dialyse, nachgewiesen. Auch nach Nierentransplantationen muß Zink substituiert werden, besonders wenn Medikamente wie Kortison eingenommen werden, die den Zinkverlust zusätzlich verstärken. Wird bei länger andauernden Nierenerkrankungen der Zinkverlust ignoriert, kommt es über kurz oder lang zu allen unangenehmen Effekten des Zinkmangels. Eine britische Studie von 1993 kam übrigens zu dem Schluß, daß Zink eine wichtige Funktion bei der Verhinderung der Nierensteinbildung hat. Zumindest begünstigt Zinkmangel, neben zahlreichen anderen Faktoren, die Steinentstehung in der Niere und möglicherweise auch in der Galle.

Osteoporose

Eine Krankheit, die besonders Frauen betrifft, ist die Entkalkung der Knochen nach der Menopause. Männer können ebenfalls, wenn auch in weit geringerem Umfang, von diesem Problem betroffen sein.
Osteoporose ist ein Schwund an Knochengewebe, der das gesamte Skelett oder nur einzelne Regionen betrifft. Die Ursachen der Osteoporose sind noch nicht ganz geklärt, offenbar liegen Störungen sowohl im Mineralhaushalt als auch im Eiweißstoffwechsel vor. Ein enger Zusammenhang besteht zudem zur Funktion der Keimdrüsen. Die Verminderung der Geschlechtshormone Östrogen und Androgen führt zu einer geringeren Aktivität der knochenaufbauenden Zellen, den Osteoblasten. Deshalb tritt die Osteoporose vor allem nach dem Klimakterium oder gynäkologischen Totaloperationen auf, bei der Gebärmutter und Eierstöcke entfernt werden. Auch eine langfristige Kortisoneinnahme begünstigt den Knochenschwund. Im Alter verstärkt dann die allgemein verlangsamte Zellneubildung den Effekt: Die Knochen brechen viel leichter als früher, und es kann zu Verkrümmungen der Wirbelsäule kommen. Dabei steht das Zink mit der gestörten hormonellen Steuerung bei der Osteoporose in Beziehung. In verschiedenen Studien wurde nachgewiesen, daß durch das Zink die gestörte Mineralisation der Knochen verbessert werden kann. Wenn die genauen Zusammenhänge auch noch nicht geklärt sind, so ist dies dennoch ein wichtiger Befund für Tausende von Betroffenen.

Rheuma

Rheuma ist der sehr weit gefaßte Oberbegriff für schmerzhafte und die Funktion beeinträchtigende Veränderungen des Muskel-Skelett-Systems. Gelenke und Muskulatur können gleichermaßen betroffen sein.
Die Ursachen für Rheuma sind sehr vielfältig. Genetische Faktoren spielen sicher eine große Rolle. Rheuma kann auch andere Erkrankungen quasi begleiten. Zum Beispiel tritt Rheuma unter Umständen nach noch nicht ausgeheilten Infektionen, bei Tumoren, zusammen mit Allergien oder bei Erkrankungen innerer Organe, des Gesamtstoffwechsels und der Hormondrüsen auf. Rheuma kann auch als isolierte Erkrankung meist mehrerer Gelenke oder des Bindegewebes entstehen.
Bei Rheumapatienten können mit der Zinktherapie zumindest die Beschwerden verbessert und das Fortschreiten der Krankheit verlangsamt werden. Schwellungen und Entzündungen von Gelenken werden oft vermindert und damit die Schmerzen gelindert.
Ein Hinweis für Rheumapatienten, die mit D-Penicillaminhaltigen Präparaten behandelt werden: Dieses Arzneimittel soll wegen seiner starken Nebenwirkungen nur bei schweren Rheumafällen eingesetzt werden.
Eine der Nebenwirkungen ist, daß es metallbindende Proteine aller Art, auch Zink, zur Ausscheidung bringt. Sprechen Sie mit Ihrem Arzt über die Einnahme von schnellwirkenden Zinkpräparaten (siehe Herstellerverzeichnis) zur Zinksubstitution! Auch Kombinationspräparate, die gleich mehrere metallische Spurenelemente enthalten, können bei Rheuma sinnvoll sein.

Schwangerschaft, Geburt und Stillzeit

Grundsätzlich hat sich gezeigt, daß bei einer ausreichenden Zinkversorgung Komplikationen für die Mutter und das ungeborene Leben seltener auftreten. Vor allem das Risiko der Entbindung eines Kindes mit zu geringem Geburtsgewicht verringert sich deutlich. Der Fetus benötigt für sein Wachstum im Mutterleib große Mengen Zink. Besonders im zweiten und letzten Drittel der Schwangerschaft sinkt bei

Eine ausreichende Zinkversorgung soll das Risiko von Fehlgeburten und Mißbildungen verringern

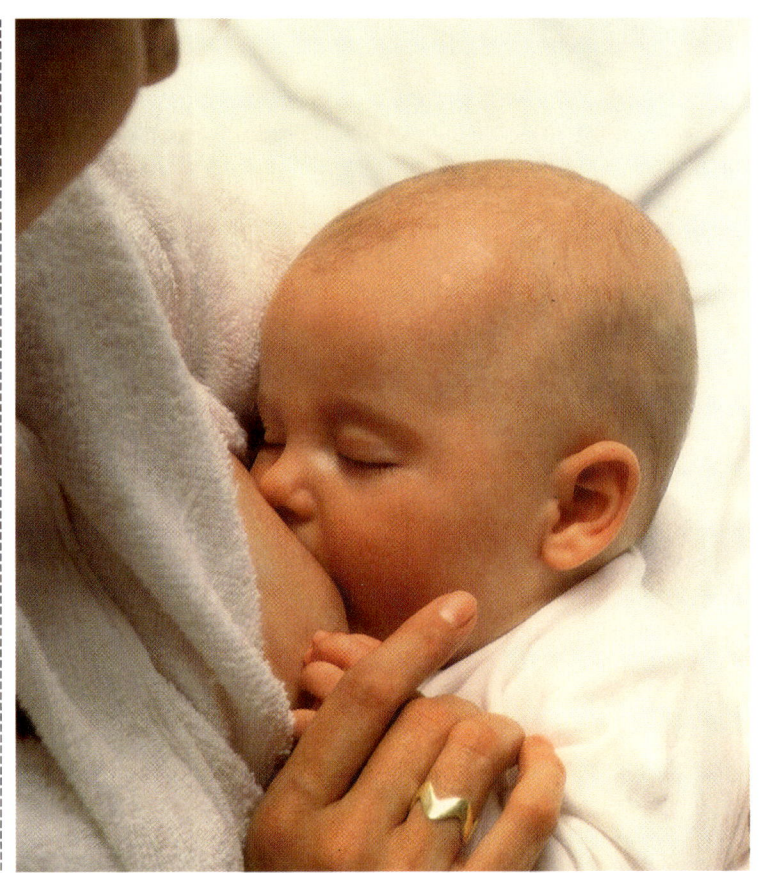

Zinkgaben können dazu beitragen, daß stillende Mütter nicht unter Haarausfall und Erschöpfungszuständen leiden

vielen Frauen die Zinkblutkonzentration unter den Normwert, wie Studien ergeben haben. Leider wird dieser Wert fast nie kontrolliert. Zinkmangel könnte bei Schwangeren sehr wohl auch für abnorme Eßgelüste, Appetitstörungen und Beeinträchtigungen des Geschmackssinns mitverantwortlich sein. In den letzten drei Wochen der Schwangerschaft, insbesondere zwei bis drei Tage vor der Geburt, geht sehr viel Zink von der Mutter auf das Kind über. Auch die Zinkkonzentration im Fruchtwasser steigt in den letzten Wochen vor der Entbindung auf das Dreifache des Ausgangswerts: Dadurch werden lokal die Abwehrkräfte gestärkt und eine Infektion der Fruchtblase verhindert.

Übrigens kann Zinkmangel auch die Ursache für Wochenbettdepressionen nach der Entbindung sein, jedenfalls konnten diese Beschwerden durch Zinkgaben sehr oft schnell und deutlich gebessert werden! In der Stillzeit ist Zink wiederum unverzichtbar. Es ist für das Milchbildungshormon Prolaktin wichtig und wird vom Säugling für das Wachstum und die Entwicklung des Immunsystems unbedingt gebraucht.

Zink kann vom Säugling aus Kuhmilch nicht einmal halb so gut aufgenommen werden wie aus Muttermilch. Eine lange Stillzeit wirkt sich auf die Nährstoffbilanz des Säuglings, auf seine Entwicklung und sein Abwehrsystem ungemein positiv aus. Kinder, die ein halbes Jahr lang gestillt wurden, entwickeln später auch deutlich weniger allergische Reaktionen.

Die Versorgung des Kindes geht natürlich oft auf Kosten der Mutter. Gewichtsabnahme, Haarausfall und Erschöpfungszustände sind nicht selten Probleme stillender Frauen. Zink kann diese Beschwerden lindern, ohne eine Gefahr für Mutter oder Säugling darzustellen. Während der Schwangerschaft und Stillzeit besteht neben Zink ein erhöhter Bedarf an den Vitaminen B_1, B_2, B_6, B_{12}, C, D, K, Niacin und Folsäure sowie an Kalzium, Magnesium, Eisen, Phosphor und Jod. Risikokandidaten für Zinkmangel sind Frauen, die rauchen, hormonelle Antikonzeptiva (Pille) oder Abführmittel einnehmen. Wird eine Frau in kurzen Abständen hintereinander schwanger, konnten sich ihre Vitalstoffdepots eventuell auch noch nicht ausreichend auffüllen.

Zum Abschluß dieser Thematik noch ein wichtiger Hinweis: Eisen und Folsäure werden schwangeren Frauen relativ häufig verabreicht. Oft geschieht dies auch aus gutem Grund. Es hat sich aber gezeigt, daß sowohl Eisen als auch Folsäure die Zinkaufnahme etwas hemmen. Deshalb sollten betroffene Frauen Zink zusätzlich einnehmen, am besten im Abstand von einigen Stunden zu den anderen Präparaten.

Auch Appetit- und Geschmacksstörungen in der Schwangerschaft werden auf einen Zinkmangel zurückgeführt

Schwermetallvergiftungen

Schwermetalle belasten die Atemluft, das Trinkwasser oder die Nahrung. Zahnfüllmaterialien, die Quecksilber, Zinn oder Palladium enthalten, sind häufig auch stumme Quellen für hochgiftige Schwermetalle, die der Organismus über den Speichel und die Mundschleimhaut aufnimmt. Schwermetallvergiftungen zu erkennen ist nicht leicht, da sie sich in ganz verschiedenartigen Symptomen äußern können. Oft werden diese Anzeichen nicht ernstgenommen oder fälschlicherweise einer anderen Grunderkrankung zugeordnet, die sich auf ähnliche Weise bemerkbar macht.

Schwermetalle wirken im Organismus deshalb so überaus giftig, weil sie sehr leicht Bindungen mit wichtigen Eiweißstoffen (Proteinen) und Enzymen eingehen und diese in ihrer Funktion hemmen oder sie völlig unbrauchbar für den Stoffwechsel machen. Gleichzeitig verdrängen sie die Mineralstoffe und Spurenelemente von ihren angestammten Plätzen. Diese Biomoleküle können ihre ursprüngliche Aufgabe dann nicht mehr wahrnehmen und werden vermehrt ausgeschieden, so daß häufig zusätzlich zur Schwermetallvergiftung ein Mineralmangel entsteht. Auch das Zink wird verdrängt und in seiner Wirkung beeinträchtigt.

Zink unterstützt die Funktion eines metallbindenden Enzyms, das die Schwermetallausscheidung fördert

Wird nun Zink in therapeutischen Dosen zwischen 30 und 40 Milligramm oder mehr täglich eingenommen, kommt es zur Anregung der zinkbindenden Proteine. Zink steht im Darm in großer Menge zur Verfügung und wird deshalb auch vermehrt an das Transporteiweiß gebunden und leichter durch die Darmwand aufgenommen als andere Schwermetallkomplexe.

Schwermetalle bedingen im Körper nämlich die Bildung von freien Radikalen, die nahezu alle Zellbestandteile (Gene, Fette, Eiweiß und Kohlenhydrate) durch Oxidation schädigen. Antioxidanzien wie Zink schützen die Zellen vor diesen Gefahren. Schwermetalle schwächen auch das Immunsystem. Die Anzahl der wichtigen Abwehrzellen wie Lymphozyten, Helferzellen und natürliche Killerzellen sinkt deutlich ab. Eine mehrwöchige Zinktherapie kann diese Immunwerte normalisieren.

Auch bei der Unfruchtbarkeit spielen die Schwermetalle eine Rolle. Sie beeinträchtigen die Bildung und Vitalität männlicher Samenzellen und stören den weiblichen Zyklus. Therapieerfolge mit Zink bei Unfruchtbarkeit konnten vor allem durch das Absenken erhöhter Cadmium- und Arsenwerte erzielt werden. Besonders die Kombination von Zink mit anderen Antioxidanzien hat einen günstigen, harmonisierenden Einfluß auf den weiblichen Zyklus. Denken Sie hier besonders an Vitamin C, E und an Selen.

Störungen der Bauchspeicheldrüse

Die Bauchspeicheldrüse ist sehr eng mit dem Zinkstoffwechsel verbunden. Als sogenannte endokrine Drüse gibt sie Insulin zur Regulierung des Blutzuckerspiegels in den Blutkreislauf ab. Die zentrale Rolle des Zinks bei diesen Prozessen haben wir schon in dem Abschnitt über Diabetes erläutert. Als exokrine, das heißt nach außen absondernde Drüse, ist das Pankreas für die Lieferung wichtiger Verdauungssäfte verantwortlich. Die Schleimhäute der Verdauungswege gelten medizinisch als »innere Oberfläche« des Menschen, weil sie über Mund und After unmittelbare Öffnungen nach außen besitzen und über die Nahrung direkten Kontakt mit Fremdstoffen haben, wie die äußere Haut auch. Bei Erkrankungen der Bauchspeicheldrüse mit Störung ihrer exokrinen Funktion kommt es zur sogenannten Maldigestion, das ist die schlechte Aufnahme von Nährstoffen, wie zum Beispiel von Zink. Es fehlen nämlich die metallbindenden Proteine aus der Bauchspeicheldrüse! Außerdem leidet der Betroffene unter fettreichen Durchfällen. Zink wird so zusätzlich in Fett-Zink-Komplexe gebunden und ausgeschieden! Durch Zinkeinnahme können die Folgen des Mangels bei Patienten mit Pankreasschwäche eindeutig vermindert werden!

Unfruchtbarkeit bzw. Zeugungsunfähigkeit

Schon lange bevor der Fötus im Mutterleib heranreift, setzt die Bedeutung des Zinks für das neue Leben ein. Ein Zinkmangel kann bei jungen Männern in der Pubertät zu sexueller Unterentwicklung führen. Die Hoden reifen nicht richtig aus, und es werden zuwenig Geschlechtshormone und Samenzellen gebildet. Auch beim erwachsenen Mann bedeutet eine Zinkunterversorgung, daß der Testosteronspiegel im Blut deutlich absinkt. Es wird nicht genug Sperma produziert, weil für die hohen Zellteilungsraten in den männlichen Keimdrüsen sehr viel Zink notwendig ist. Sie erinnern sich sicher: Sperma ist die zinkhaltigste Körperflüssigkeit des männlichen Organismus! Bei jedem Orgasmus verlassen ein bis fünf Milligramm Zink über das Ejakulat den Körper. Das viele Zink brauchen die Samenzellen unter anderem für das zinkabhängige Enzym Carboxypeptidase,

Für die Sexualhormone ist ein ausreichender Zinkspiegel von grundlegender Bedeutung

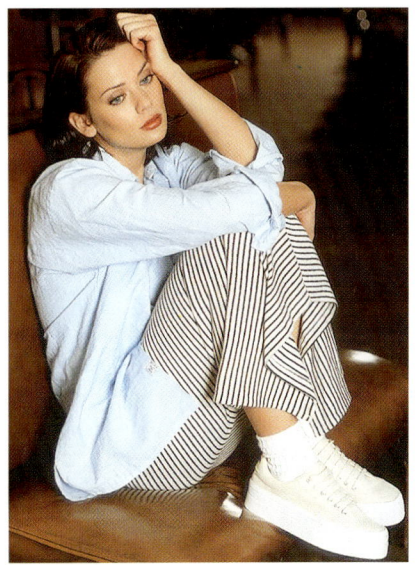

**Typische Menstrua-
tionsbeschwerden
können mit Zink ge-
lindert werden**

das den Weg für das Erbmaterial des Mannes durch die Umhüllung der weiblichen Eizelle bahnt. Ohne dieses Enzym würden die Spermien praktisch unmittelbar vor ihrem Ziel scheitern, weil sie nicht in die Eizelle eindringen könnten!

Untersuchungen an unfruchtbaren Testpersonen haben gezeigt, daß nach einer Zinktherapie die Anzahl und Beweglichkeit der Spermien zunimmt. Auch steigt der Testosteronspiegel im Blut wieder an. Bei einigen der Betroffenen konnte die Unfruchtbarkeit durch die Therapie sogar geheilt werden. Natürlich gibt es viele mögliche Ursachen für eine Fortpflanzungsunfähigkeit, und die Zinktherapie ist nicht immer das kausale und zum Erfolg führende Verfahren.

Bei Frauen führt der Zinkmangel zu Zyklusstörungen, und damit sinken zugleich auch die Chancen auf eine erfolgreiche Empfängnis. Zink wirkt sich positiv auf den gesamten Zyklusablauf aus. Kopfschmerzen, seelische Verstimmung, Schmerzen im Unterbauch und den Brüsten, also alles Symptome, die dem sogenannten Prämenstruellen Syndrom (PMS) zugerechnet werden, können mit Zink gebessert werden. Dies gilt vor allem dann, wenn ein Zinkmangel klinisch feststellbar ist.

Wilsonsche Kupferspeicherkrankheit

Der sogenannte Morbus Wilson ist eine erbliche Störung des Kupferstoffwechsels. Dabei wird Kupfer übermäßig in der Leber, im Zentralnervensystem und in anderen Organen gespeichert. Dadurch kommt es zu einer Kupferüberladung in den inneren Organen und dem Nervensystem. Die Folgen sind Lebererkrankungen, die sich zunächst in Leistungsschwäche und Abgeschlagenheit äußern, sich aber zu einer lebensbedrohlichen Leberentzündung entwickeln können. Rund ein Siebtel der Erkrankten leidet an hämolytischer Anämie, das bedeutet Blutarmut durch vorzeitigen Zerfall der roten Blutkörperchen. Bei nahezu der Hälfte der Wilson-Patienten erkrankt das Nervensystem. Konzentrationsschwäche, Verschlechterung der Handschrift, Zittern, Gangunsicherheit und Krampfanfälle treten auf. Der Zustand kann sich bis zur Bewegungsunfähigkeit steigern. Auf der psychischen Seite kommt es zu Depressionen, Aggressivität und schizophrenen Psychosen. Auch Augen, Nieren, Herz und Knochen sind von der Kupferüberladung betroffen.

In schweren Fällen werden kupferbindende Medikamente eingesetzt, sogenannte Chelatbildner wie D-Penicillamin. Diese Medikamente bauen Kupfer in ihre Struktur mit ein und werden über den Urin ausgeschieden. Leider haben sie bei vielen Betroffenen erhebliche Nebenwirkungen. Außerdem werden auch Zink und andere Metalle übermäßig ausgeschieden. Deshalb sollte Zink in jedem Fall gegeben werden!

Zink reicht in vielen Fällen sogar alleine aus, um den Morbus Wilson erfolgreich zu behandeln. Es vermindert die Aufnahme von Kupfer im Darm und verschiebt so die Kupferbilanz wieder in Richtung Normwert. Darüber hinaus müssen dann meist nur noch kupferreiche Nahrungsmittel wie Schalentiere, Innereien, Nüsse, Rosinen, Pilze und Kakao gemieden werden.

Vorsicht übrigens bei Weintrauben! Diese werden mehrere Male und meist auch noch kurz vor der Ernte mit kupferhaltigen Spritzmitteln behandelt: Die Trauben vor dem Verzehr daher gründlichst waschen. Noch besser ist, ausschließlich Trauben aus biologischem Anbau zu kaufen.

Wundheilungsstörungen

Wenn Sie an schlecht heilenden Wunden leiden, jede kleine Abschürfung sofort eitert und tagelang nicht durch neues Hautgewebe geschlossen wird, sollten Sie Zink einnehmen. Auch bei ständigen Entzündungen der Mundschleimhaut und Einrissen der Mundwinkel und des Nagelbetts kann Zink helfen.

Testreihen an frischoperierten Patienten in Krankenhäusern haben übrigens gezeigt, daß die Operationswunden innerlich wie äußerlich bei einer täglichen Zinkgabe von dreimal 220 Milligramm Zinksulfat (entspricht dreimal 50 Milligramm Zink) wesentlich schneller verheilen. Zink kann auch ohne vorherige Zinkbestimmung vorsorglich gegeben werden, da es in dieser Dosierung nicht schaden, sondern nur nutzen kann.

Bei der Wundheilung ist Zink unabläßlich für das Wachstum neuer Zellen

Mit Zink Krankheiten heilen

Denken Sie ebenfalls an Zink, wenn Sie bettlägerige Patienten zu versorgen haben, die unter wundgelegenen Hautstellen leiden. Hier hilft eine Zinksalbe. Um den heilenden Effekt zu verstärken, können Sie die Zinksalbe mit Hamamelis-Salbe mischen, die den Extrakt der Virginianischen Zaubernuß enthält. Falls möglich, sollte Zink auch eingenommen werden. Zinkkapseln lassen sich öffnen, und man kann das Pulver in ein Getränk oder einen Brei einrühren, wenn der Patient nur schlecht schlucken kann.

Auch Menschen, die aufgrund einer Venenschwäche, einer chronischen Venenentzündung und Stauungsödeme an offenen Beinen leiden, kann mit Zink geholfen werde. Hier sollten Sie an Zinksalbe und Zinktabletten denken. Im akuten Fall können 60 bis 80 Milligramm Zink pro Tag für einige Wochen gegeben werden.

Nachwort

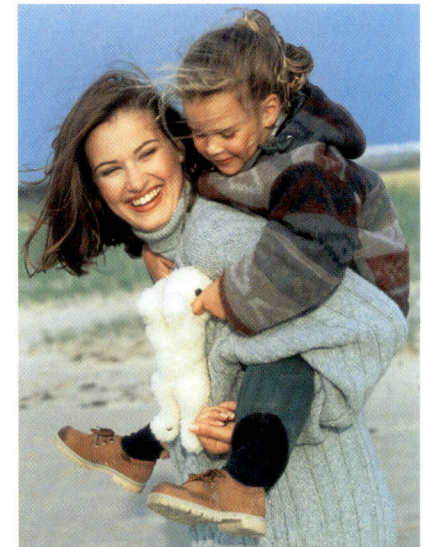

Sie wissen nun eine ganze Menge über die Vielseitigkeit und Bedeutung dieses so lebenswichtigen Spurenelements Zink im menschlichen Stoffwechsel. Wenn Sie zu einer der genannten Personengruppen mit erhöhtem Zinkbedarf gehören, an einer Erkrankung leiden, die meist einen Zinkmangel nach sich zieht, oder einfach Symptome an sich feststellen, die Ausdruck einer schlechten Zinkversorgung sein könnten, sollten Sie an Zink als Nahrungsergänzungsmittel denken. Zinkmangel kann sich oft über einen recht langen Zeitraum hinweg aufbauen, ohne daß konkrete Beschwerden bestehen. Kommt man dann unerwartet in Lebenssituationen, die einen erhöhten Zinkbedarf mit sich bringen, wirkt sich der latente Mangel schnell und deutlich aus. Bereits kurzfristig gesteigerte berufliche Anforderungen, ganz normale, harmlose Infektionen mit Erkältungs- oder Grippeerregern oder Verletzungen, die im Alltag schnell passieren können, bringen die dünne Eisdecke zum Einbrechen – von Schwangerschaft, Stillzeit, Wachstumsschüben in der Pubertät, Herzinfarkten oder Operationen einmal ganz zu schweigen. Auf lange Sicht schädigt ein unterschwelliger Zinkmangel auch den Gesamtstoffwechsel.

Zink ist natürlich nicht das einzige wichtige Spurenelement. Viele andere Mineralien, Vitamine, Eiweißstoffe, Fettsäuren und andere Biostoffe sind notwendig, damit wir gesund und munter am Leben teilhaben können. Deshalb ist Zink auch kein Allheilmittel für ganz bestimmte Erkrankungen: Die Nährstoffversorgung muß insgesamt optimal sein, und Zink ist in der Nährstoffkette eines der bedeutendsten Glieder und somit ein wesentlicher Baustein für das Leben.

Wenn Sie im Rahmen der empfohlenen Dosierungen bleiben, können Sie von Zink als Nahrungsergänzungsmittel nur profitieren!

Anhang

Herstellerverzeichnis

Hier finden Sie Anschriften von Firmen, die sich intensiv mit der Zinkforschung befassen und medizinisch getestete und standardisierte Zinkpräparate herstellen. Alle Produkte können Sie direkt in Ihrer Apotheke beziehen. Präparate, die Konzentrationen von 45 Milligramm oder mehr reinem Zink enthalten, wie Solvezink von Pharma-Stern, oder für die Injektion in die Vene geeignet sind, stehen nur dem Arzt zur Verfügung und sind rezeptpflichtig. Dadurch soll verhindert werden, daß Überdosierungen auftreten. Solche Präparate sind zum Beispiel in der Aknetherapie für einen begrenzten Zeitraum oft sinnvoll.

Dr. Falk Pharma GmbH
Leinenweberstr. 5
79108 Freiburg
Tel.: 07 61/13 03 40
Produkt:
Zinkamin-Falk Kapseln

G.N. Pharm
Schorndorfer Str. 32
70734 Fellbach
Tel.: 07 11/575 32 01
Produkt:
Zinkotase Filmtabletten

Heyl
Goerzallee 253
14167 Berlin
Tel.: 030/81 69 60
Produkte:
Biometalle II-Heyl Tabletten, Biometalle III-Heyl Tabletten

Köhler-Pharma
Neue Bergstr. 5
64665 Alsbach
Tel.: 062 57/610 31
Produkte:
Unizink 50 Filmtabletten, Inzelloval Filmtabletten

Truw
Alfred-Nobel-Str. 5
50226 Frechen
Tel.: 022 34/955 49 10
Produkte:
Thohelur I Granulat, Thohelur II Granulat

Ursapharm
Industriestr.
66129 Saarbrücken
Tel.: 068 05/929 20
Produkt:
Zinkorotat 20/-POS

Herstellerverzeichnis

Wörwag
Calwer Str. 7
71034 Böblingen
Tel.: 070 31/620 40
Produkte:
Zinkorot 25, Zinkit 3/-10/-2
Zink ist auch in Form von Brausetabletten er-
hältlich.

Zinksalben für die Hauttherapie
Reine Zinkoxidsalben:

LAW
Elisabeth-Schumacher-Str. 54–56
04328 Leipzig
Tel.: 03 41/258 20
Produkte:
**Zinkoxidemulsion LAW, Zinkoxidsalbe LAW,
Zinkpaste LAW**

Merz & Co.
Eckenheimer Landstr. 100–104
60318 Frankfurt/Main
Tel.: 069/150 31
Produkt:
Mucaderma Salbenspray

RIAM
An der Wiek 7
17498 Insel Riems
Tel.: 03 83 51/760
Produkt:
St. Jakobs-Balsam mono Salbe

Robugen GmbH
Alleenstr. 22–26
73730 Esslingen
Tel.: 07 11/36 60 16
Produkt:
Robuvalen-Heilpaste

Synthelabo
Lindberghstr. 1
82178 Puchheim
Tel.: 089/89 01 70
Produkt:
Mitosyl Salbe

Salben, die eine Kombination aus Zinkoxid
und Lebertran enthalten:

ct-Arzneimittel
Lengeder Str. 42A
13407 Berlin
Tel.: 0 30/ 409 00 80
Produkt:
Zinksalbe von ct

Desitin
Weg beim Jäger 214
22335 Hamburg
Tel.: 040/507 30
Produkte:
Desitin Salbe, Desitin Salbenspray

Merckle
Ludwig-Merckle-Str. 3
89143 Blaubeuren
Tel.: 073 44/140
Produkte:
Mirfulan Salbe, Mirfulan Spray N Salbenspray

Eine Zinksalbe, die pflanzliche Bestandteile
enthält:

Mickan
Industriestr. 5
76189 Karlsruhe
Tel.: 07 21/57 80 97
Produkt:
Babix-Wundsalbe N

Register

Register

Die Autorin:
Petra Neumayer arbeitet als freie Medizinjournalistin (u. a. für die
Süddeutsche Zeitung) und als Sachbuchautorin. Sie hat bereits zahlreiche
Gesundheitsratgeber zu alternativen Heilmethoden und zum Thema
»Biologische Krebsabwehr« veröffentlicht.

Bildnachweis:
Bavaria/Custom Medical: 22; -/Interstock: 37;
-/Masterfile: 53; -/Mittermeier: 14; -/VCL: 2, 9, 84
Camera Press/Hutchings: 5, 77
Carina/Hain: 67; -/Steffens: 25
Freundin/Betzler: 47; -/Klepka: 88; -/Leis: 79; -/Steffens: 17
Gruner + Jahr Fotoservice/Schultheiss: 58
Mosaik/Goldmann: 73; -/Schieren: 19; -/Ziegler: 3 o., 43
Reinhard Tierfoto: 41, 69
A. Springer Syndikation/Graf: 3 u., 91; -/Leis: 28
T. Stone Bilderwelten/Correz: 62; -/Polollio: 33; -/Smith: 55
Superbild E. Bach/B. S. I. P.: 50

Redaktion: Ulrike Erbertseder
Konzeption und Realisation:
Christine Proske, Ariadne Buchproduktion, München
Lektorat: Alexandra Bauer
Bildakquisition: Elisabeth Franz
Umschlaggestaltung: Design Team München
Umschlagfoto: Gruner + Jahr/Photonica

© 1998 Mosaik Verlag München
in der Verlagsgruppe Bertelsmann GmbH / 5 4 3 2 1
Satz: Buch-Werkstatt GmbH, Bad Aibling
Druck: Alcione, Trento
Bindung: Ecoprint, Lavis-Trento
Printed in Italy
ISBN 3-576-11209-X